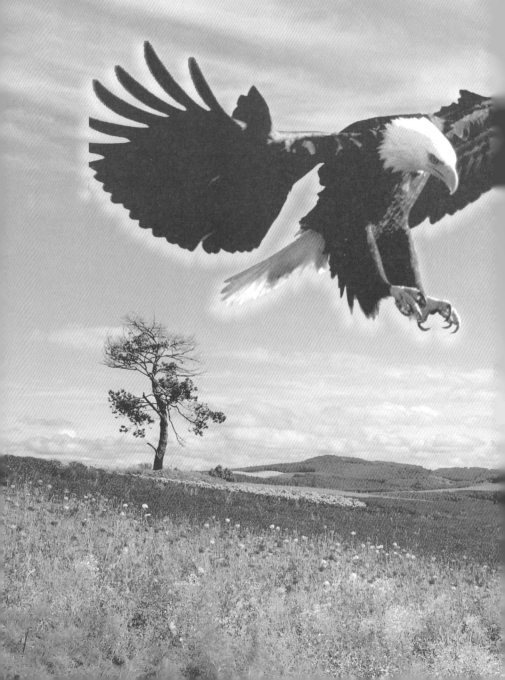

大展好書　好書大展
品嘗好書　冠群可期

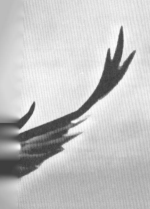

大展好書　好書大展
品嘗好書　冠群可期

休閒保健叢書 46

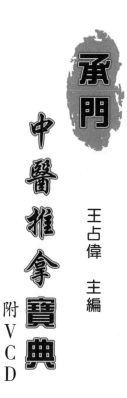

承門

中醫推拿寶典 附VCD

王占偉 主編

品冠文化出版社

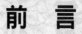

前　言

　　吾乃承淡安先生晚年弟子陳昕（老中醫）嫡傳。吾尊師教誨，弘揚本門絕學，潛心研究師門的各種傳統醫學推拿針灸技巧，經過吾多年來的領悟、應用和創新，將其在臨床實踐中加以驗證。透過臨床觀察，療效顯著，方法簡單、安全。秉承師訓，積德行善，治病救人於疾苦。吾現著作《承門中醫推拿寶典》，讓更多的同道在臨床工作中參考之，濟世於民，服務於大眾。

　　該書共分兩部分。第一部分重點介紹了推拿手法概述，包括臨床推拿手法和特殊疏理手法，還介紹了頸椎、胸椎、腰骶椎錯位的一些簡單、有效、安全的整復手法。第二部分介紹了臨床上常見的49種病症，包括疑難雜症。對這些疾病的症狀表現，易經筋推拿療法等進行了詳細的介紹（部分附有病案治驗）。最後，介紹了幾種獨門修煉指力的方法，包括獨門易經筋靈龜八法修煉法、雙手十指插砂法和雙手十指推牆法。本書附贈光碟，光碟中動態介紹了承門中醫推拿手法。

王占偉

目　錄

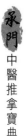

第一部分

推拿手法概述

一、十二經脈與十二經筋的聯繫

(一)經脈與經筋的關係

（1）手足十二經脈在體表的循行部位與手足十二經筋分佈線路基本一致，名稱互相對應。

循行部位：經筋的分佈，一般都在淺部，從四肢末端走向頭身，多結聚於關節和骨骼附近，有的進入胸腹腔，但不直接隸屬臟腑。

（2）經脈著床於經筋之中，運輸氣血滲灌五臟六腑及周身經筋、肢節。經筋是十二經脈連屬的筋肉體系，其功能活動有賴於經絡氣血的濡養，並受十二經脈的調節，經脈瘀阻，經筋失養而易病，反過來，經筋傷損，亦必出現經脈不暢，經氣難行。經筋與經脈互相依存，互為君使。

（3）經脈與經筋的互相伴隨循行中，經筋所屬的「四關」（兩肘及兩膝以遠）成為經脈的「井、滎、俞、原、經、合」六穴氣血出入流經之所，亦充分體現了經脈與經筋的密切依存關係。

（4）經筋有形，可受人大腦支配，有主動運動的能力；經脈則不受大腦控制。但是，經筋運動對經氣運行可產生影響。

經脈無形，經脈裡的經氣按一定循經流注並出入臟腑，週而復始。筋其華在爪，故十二經筋皆起於四肢指爪之間，而後盛於輔骨，結於肘腕，繫於膝關，連於肌肉，

上走頸項，終於頭面。

（5）經筋的皮部，分佈著經脈的分支，即絡脈、浮脈，構成「膚脈一體」，並存「衛氣」。皮膚循行「衛氣」。「衛氣之在身也，常然異脈，循分肉……五臟更始，四時循序，五穀乃華」（《靈樞》）。皮膚中的絡脈，「實則必見」，「虛則必下」，為臨床診治疾病提供一定依據。

（6）經筋與經脈，在疾病表現方面密切相關。經筋病與經脈病常常並存。經脈、臟腑疾病症候常在相關經筋循行線上有所反映，出現一些陽性反應物（結節點、線狀物、條索狀物、顆粒狀物、板結狀物等），許多有病態筋結點。經筋之筋肉、筋膜勞損或外感風寒、濕邪及外傷等多可累及經脈傳變臟腑。

經筋附著於四肢軀幹，運動不當、過勞必將傷筋，在臨床上常出現一系列因筋傷而致肌肉、肌腱、筋膜、韌帶、脊柱、關節方面的疾病。

(二)經脈腧穴與經筋腧穴的關係

（1）經脈與經筋都是人體結構的重要組成部分，「筋與脈並系」。經脈腧穴與經筋腧穴的合參應用，對於臨床各種疼痛疾病、慢性病及多種難治疾病的治療，有重要的指導意義。

（2）十二經脈與十二經筋的臨床症候，具有相互滲透、相互融合的表現。如足太陽經脈與經筋都具有頭、頸、背、腰、髀、大腿後側、足部的疼痛。

（3）經脈之氣出入流經之所「井、滎、俞、原、

經、合」六穴與經筋的「筋會於結」四關相互吻合，具有治療疾病的共性基礎。

（4）經筋腧穴的設定：臨床發現經筋病態結節點（伴有敏感壓痛反應，簡稱筋結點）多在經脈腧穴上，並且區域偏大；人體的許多疾病在皮膚及經筋裡都有陽性反應物，也多在經脈腧穴上，並且區域偏大。

因此，筆者在臨床上把經脈腧穴放大3～6倍，即定位為經筋腧穴。這樣，在經筋穴位上施行獨特的推拿手法、毫針散刺法、微火針散刺法、散刺拔火罐法、微衝刺血法，對許多疾病都可產生立竿見影的功效。另外，偶見筋結點及條索狀物（多伴有敏感壓痛反應，亦簡稱筋結點）不在經脈腧穴上，則以這些筋結點為經筋阿是腧穴，以上述方法施治之，同樣可見立竿見影的療效。

（5）臨床上，在用病灶區經筋腧穴施治的同時，可配合應用遠處腧穴輔助之，並要遵循中醫循經配穴、表裡配穴等原則。

二、十二經脈與十二經筋 的合參基礎理論

（一）手太陰經絡

◆手太陰肺

經起始於中焦，向下聯絡大腸，從肺系（氣管、喉嚨部），橫出雲門，沿臂內側俠白穴，下行肘部尺澤，沿前

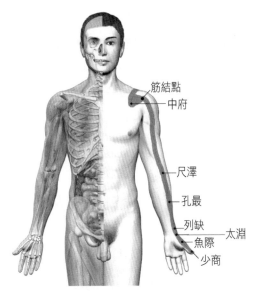

筋結點
中府

尺澤

孔最

列缺
太淵
魚際
少商

圖1-1　手太陰經脈與經筋循行分佈圖

臂內側橈骨邊緣孔最穴，進入橈關節橈動脈搏動處太淵，走魚際穴，循拇指橈側出少商。它的支脈從腕後列缺穴分出，入手陽明大腸經（圖1-1）。

◆**手太陰經筋**

起於手大拇指上，沿指上行，結於魚際後，行於寸口動脈外側，上沿前臂，結於肘中，再向上沿上臂內側，進入腋下，出缺盆，結於肩髃前方，上面結於缺盆，下面結於胸裡，分散通過膈部，會合於膈下，到達季肋（圖1-1）。

◆**手太陰肺經病**

鼻塞咽痛，咳嗽氣喘，胸部脹痛，短氣，外感中風。本經筋循行處出現：肩背及肘臂橈側痛，支撐不適，拘緊攣痛，部脅肋急痛，上逆吐血。

15

◆手太陰經推拿常用穴位

【中府】在胸外側，平第1肋間隙，距前正中線6寸。

主治：咳嗽、氣喘、胸痛。

【尺澤】在肘橫紋中，肱二頭肌腱橈側凹陷處。

主治：咳嗽、咯血、氣喘、胸滿、潮熱、小兒驚風。

【列缺】橈骨莖突上方，腕橫紋上1.5寸。

主治：咳嗽、咽喉腫痛、頭痛。

【太淵】在腕掌側橫紋橈側，橈動脈搏動處。

主治：咳嗽、咽喉腫痛、無脈症。

【魚際】約第1掌骨中點橈側，赤白肉際處。

主治：咯血、咽喉腫痛、發熱、失音。

【少商】手拇指末節橈側，距指甲角0.1寸。

主治：咳嗽、咽喉腫痛、發熱、昏迷、癲狂。

◆手太陰經筋循環通道

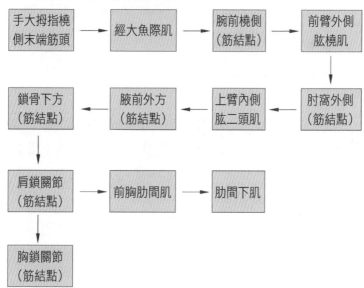

（二）手陽明經絡

◆手陽明大腸經

起始於食指橈側端商陽穴，走行於第1、第2掌骨之間合谷穴，沿前臂橈側上行手三里，經肘關節外側曲池穴，向上至肩髃穴，向上交會於第7頸椎棘突下大椎穴，上行頸旁，通過面頰，進入下齒中，出來挾口旁，交會於人中，左邊的向右，右邊的向左，上挾鼻孔旁（圖1-2）。

◆手陽明經筋

起於食指橈側端，結於腕背，向上沿前臂結於肘外側，上經上臂一外側，結於肩髃，其分支，繞肩胛，挾脊旁；直行者，從肩髃部上頸；分支上面頰，結於鼻旁，直行的上出手太陽經筋前方，上額角，絡頭部，下向對側下

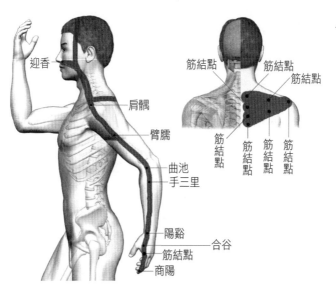

圖1-2　手陽明經脈與經筋循行分佈圖

頷（圖1-2）。

◆**手陽明大腸經病**

感冒發熱，頭痛，咳嗽，高熱抽搐昏迷；面癱，面痙，面痛，眼疾；下牙齒病，咽喉腫痛，皮膚癢疹；鼻出血、流涕，目黃口乾，頸頰腫痛。

本經筋循行處出現：肩肘臂痛及拘緊，肩不能上舉，頸不能側顧，手指、手背腫痛、運動障礙等症。

◆**手陽明經推拿常用穴位**

【商陽】在食指末節橈側，距指甲角0.1寸。

主治：耳聾、齒痛、咽喉腫痛、昏迷。

【合谷】在手背，第1、第2掌骨間，當第2掌骨橈側的中點處。

主治：頭痛、鼻出血、耳聾、齒痛、咽喉腫痛、熱病。

【陽谿】手拇指向上翹時，當拇短伸肌腱與拇長伸肌腱之間的凹陷處。

主治：頭痛、耳聾、目赤、齒痛。

【手三里】當陽谿與曲池連線上，肘橫紋下2寸。

主治：齒痛、頰腫、上肢不遂、腹痛、腹瀉。

【曲池】曲肘，在肘橫紋尺澤與肱骨外上髁連線中點。

主治：咽喉腫痛、上肢不遂、腹痛、熱病、吐瀉。

【臂臑】在臂外三角肌止點處，曲池上7寸。

主治：臂痛、目疾。

【肩髃】臂外展，當肩峰前下方向凹陷處。

主治：肩臂痛、上肢不遂。

【迎香】在鼻翼外緣中點旁，當鼻唇溝中間。

主治：鼻塞、鼻淵、鼻出血、口。

◆手陽明經筋循環通道

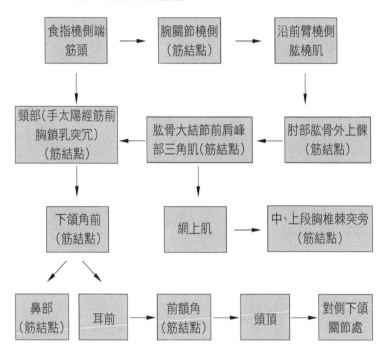

（三）足陽明經絡

◆足陽明胃經

起始於鼻旁，交會於鼻根中，向下沿鼻外側，進入上齒中，回出來挾地倉，向下交會於承漿穴，再沿下頷角，向上至下關，經顴弓上頭維穴，它的支脈從大迎前向下，挾喉嚨走人迎，入膈，屬胃，絡脾。它的直行脈從鎖骨上窩向下，經乳中，向下穿乳根，入梁門行臍兩旁天樞穴，

進入氣街（指氣衝部，當股動脈搏動處）。再下行髀關
穴，到伏兔處，下行梁丘，沿脛骨外側足三里下行，進入
解谿穴，出次趾厲兌穴。它的支脈從膝下3寸處分出，向
下進入中趾外側，出中趾末端。它的支脈從足背部分出進
大趾末端（圖1-3）。

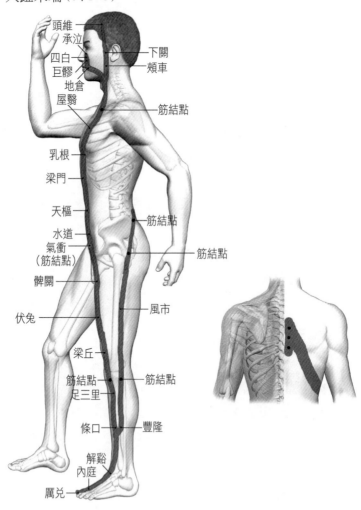

圖1-3　足陽明經脈與經筋循行分佈圖

◆足陽明經筋

起於第2至第4趾，結於足背；斜向外上附於腓骨，上結於膝外側，直上結於髀樞（大轉子部），向上沿脅肋，連屬脊椎。直行者，上沿脛骨，結於膝部。分支結於腓骨部，併合足少陽的經筋。直行者，沿伏兔向上，結於股骨前，聚集於陰部，向上分佈於腹部，結於缺盆，上頸部，挾口旁，會合於鼻旁，下方結於鼻部，上方合於足太陽經筋——太陽為「目上綱」（上瞼），陽明為「目下綱」（下瞼）。其分支從面頰結於耳前（圖1-3）。

◆足陽明胃經病

熱病發狂，頭痛，面癱，面瘡，面痛，鼻出血，唇瘡，咽痛頸腫，胃脘痛，乳腺病，眩暈，失眠，體弱，水腫，腹水，腸鳴腹脹，胸痛，腿痛，膝關節腫痛，下肢痿痹，偏癱，小兒麻痹後遺症，足背疼痛。陽明邪盛，則發熱汗出，熱極生風，則神志不清，甚至出現「登高而歌，棄衣而走」的精神症狀。

本經筋循行處出現：足中趾及脛、股、腹部支撐不適，拘緊疼痛。如有寒邪則筋脈緊急牽引口角喎斜，引眼瞼不能閉合；如有熱邪則筋鬆弛不能睜開眼瞼。

◆足陽明經推拿常用穴位

【承泣】在面部，瞳孔直下，當眼球與眶下緣之間。

主治：目赤腫痛、口眼喎斜。

【四白】在面部，瞳孔直下，當眶下孔凹陷處。

主治：目赤腫痛。

【地倉】在面部，口角外側，上直對瞳孔。

主治：口喎。

【頰車】在面頰部，下頷角前上方約一橫指（中指），當咀嚼時咬肌隆起，按之凹陷處。

主治：口喎、齒痛、頰腫、牙關緊閉。

【下關】在耳前方，當顴弓與下頷切跡所形成的凹陷中。

主治：口喎、齒痛、耳聾、牙關緊閉。

【頭維】在頭側額角髮際上0.5寸，頭正中線4.5寸。

主治：頭痛、目疾。

【乳根】當乳頭直下，乳房根部，第5肋間隙。

主治：咳嗽、胸痛、乳汁少。

【梁門】在上腹部，當臍上4寸，旁開正中線2寸。

主治：食慾不振、胃痛。

【天樞】在腹部，平臍，臍旁2寸。

主治：痢疾、腸鳴、腹脹、繞臍痛。

【水道】在下腹部，當臍中下3寸，距前正中線2寸。

主治：小便不利、疝氣。

【氣衝】在腹股溝稍上方，當臍下5寸，距正中線2寸。

主治：月經不調、陽痿、疝氣。

【髀關】在大腿前面，平會陰，居縫匠肌外側凹陷處。

主治：下肢痿痹。

【伏兔】在大腿前面，當髂前上棘與髕底外側端的連線上，髕底上6寸。

主治：下肢痿痹。

【梁丘】屈膝，大腿前面，當髂前上棘與髕底外側端的連線上，髕底上2寸。

主治：胃痛、膝痛。

【足三里】在小腿前外側，當犢鼻下3寸，距脛骨前緣一橫指（中指）。

主治：胃痛、腹脹、泄瀉、便秘、膝脛腫痛，為全身性強壯要穴。

【豐隆】在小腿前外側，當外踝尖上8寸，條口外，距脛骨前緣二橫指（中指）。

主治：嘔吐、便秘、痰多、咳嗽、眩暈、癲狂。

【解谿】在足背與小腿交界處的橫紋中央凹陷中，當長拇伸肌腱與趾長伸肌腱之間。

主治：頭痛、癲狂。

【內庭】在足背，當第2、第3趾間，趾蹼緣後方赤白肉際處。

主治：口喎、齒痛、咽喉腫痛，腹脹、熱病、痢疾。

◆足陽明經筋循環通道

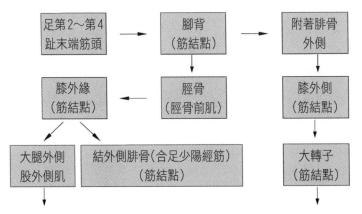

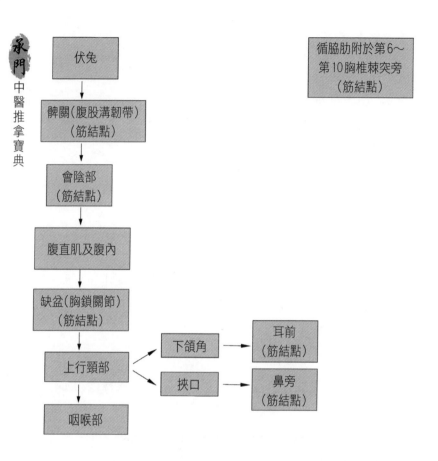

（四）足太陰經絡

◆足太陰脾經

　　起始於大趾隱白，經太白、公孫穴，上行三陰交，沿脛骨後漏谷、地機，上行於陰陵泉和膝上內側血海穴，進入腹中，屬脾，絡胃，通過膈，挾食管旁上行，連於舌根，散佈舌下。它的支脈從胃部分出，流注心中（圖1-4）。

◆足太陰經筋

　　起於大足趾內側端，向上結於內踝；直行者，絡於膝

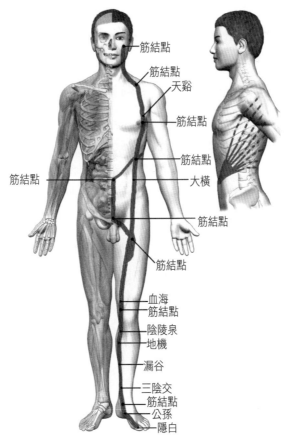

圖1-4　足太陰經脈與經筋循行分佈圖

內輔骨（脛骨內踝部）；向上沿大腿內側，結於股骨前，聚集於陰部；上向腹部，結於臍，沿腹內，結於肋骨，散佈於胸中；其內側的經筋附著於脊椎（圖1-4）。

◆足太陰脾經病

舌根強痛，嘔吐噯氣，胃脘不適，食慾不振，黃疸，腹脹痛，大便溏泄，月經不調，月經過多，痛經，閉經，帶下病，難產，盆腔炎，前列腺炎，膀胱炎，尿道炎，遺

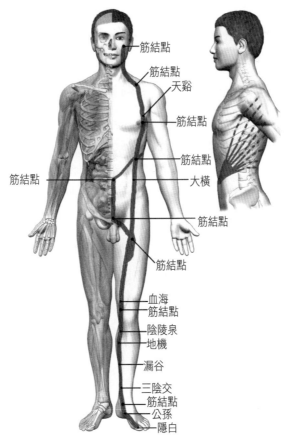

精，陽痿，遺尿；疝氣，失眠，皮膚癢疹等；身體困重，濕寒痹症，下肢癱瘓，四肢腫痛。

本經筋循行處出現：足大趾支撐不適，牽引內踝痛，轉筋、膝、股內側疼痛，陰器扭轉痛，上牽臍部及兩肋痛。

◆足太陰經推拿常用穴位

【隱白】在足大趾末節內側，距趾甲角0.1寸。

主治：腹脹、月經過多、癲狂。

【公孫】在足內側緣，當第1蹠骨基底的前下方。

主治：胃痛、嘔吐、泄瀉、腹痛、痢疾。

【三陰交】在小腿內側，當足內踝尖3寸，脛骨內側緣後方。

主治：腸鳴、腹脹、月經不調、遺精、小便不利、遺尿、失眠。

【漏谷】在小腿內側，當內踝尖與陰陵泉的連線上，距內踝尖6寸，脛骨內側緣後方。

主治：腹脹、腸鳴、下肢痿痹。

【地機】在小腿內側，當內踝尖與陰陵泉的連線上，陰陵泉下3寸。

主治：腹痛、泄瀉、小便不利、月經不調、痛經、遺精。

【陰陵泉】在小腿內側，當脛骨內側髁後下方凹陷處。

主治：腹脹、泄瀉、小便不利、膝痛、水腫。

【血海】屈膝，在大腿內側，髕底內側端上2寸，當

股四頭肌內側頭的隆起處。

主治：月經不調、癮疹、濕疹。

【大橫】在腹中部，距臍中4寸。

主治：便秘、泄瀉、腹痛。

【天谿】在胸外側部，當第4肋間隙，距前正中線6寸。

主治：咳嗽、胸部疼痛、乳癰、全身疼痛、四肢無力。

◆足太陰經筋循環通道

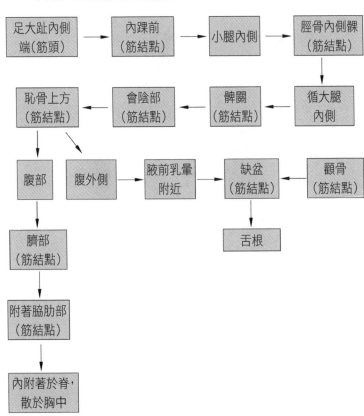

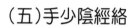

（五）手少陰經絡

◆手少陰心經

起始於心中，穿過膈，絡小腸。它的支脈從心系分出，向上挾咽喉，與目系（眼後與腦相連的組織）相聯繫。它的直行脈復從心系分出，向下出於腋下，臂內側走少海，經前臂陰郄入神門，抵達掌後入掌中少府，出小指的末端少衝穴（圖1-5）。

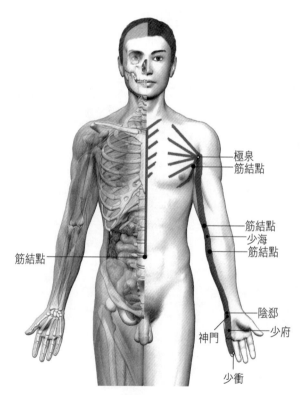

極泉
筋結點

筋結點
少海
筋結點

筋結點

陰郄
少府

神門

少衝

圖1-5　手少陰經脈與經筋循行分佈圖

◆手少陰經筋

起於手小指內側，結於腕後銳骨（豆骨），向上結於肘內側，再向上進入腋內，交手太陰經筋，行於乳裡，結於胸中，沿膈向下，繫於臍部（圖1-5）。

◆手少陰心經病

心痛脅痛，胸內拘急，咽乾口渴，目黃，失眠，癲狂。本經筋循行處出現肘臂拘緊，屈伸不利，支撐不適，轉筋疼痛，掌心熱等。

◆手少陰經推拿常用穴位

【少海】屈肘，在肘橫紋內側端與肱骨內上髁連線的中點處。

主治：心痛、肘臂攣痛、瘰癧。

【陰郄】在前臂掌側，當尺側腕屈肌腱的橈側緣，腕橫紋上0.5寸。

主治：心痛、驚悸、盜汗。

【神門】在腕部、腕掌側橫紋尺側端，尺側腕屈肌腱的橈側凹陷處。

主治：心痛、心煩、怔忡、健忘、失眠、癲狂癇、胸脅痛。

【少府】在手掌面，第4、第5掌骨之間，握拳時，當小指尖處。

主治：心悸、胸痛、小便不利、陰癢痛。

【少衝】在手小指末節橈側，距指甲角0.1寸。

主治：心悸、心痛、胸脅痛、癲狂、昏迷、熱病。

◆手少陰經筋循環通道

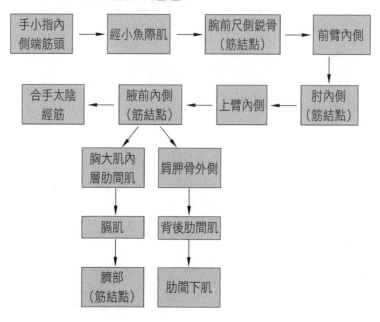

◆手少陰經筋循環通道流程圖：
手小指內側端筋頭 → 經小魚際肌 → 腕前尺側銳骨（筋結點） → 前臂內側 → 肘內側（筋結點） → 上臂內側 → 腋前內側（筋結點） → 合手太陰經筋
腋前內側（筋結點） → 胸大肌內層肋間肌 → 膈肌 → 臍部（筋結點）
腋前內側（筋結點） → 肩胛骨外側 → 背後肋間肌 → 肋間下肌

（六）手太陽經絡

◆手太陽小腸經

起始於小指尺側末端少澤，沿手掌尺側後谿行腕骨穴，出陽谷，直上支正，經肘關節內側小海穴，向上入肩關節，繞肩胛部，在肩上交會於第7頸椎棘突下大椎穴，絡心，屬小腸。它的支脈沿頸旁，上向面頰部，到目外眥，彎向後進入耳中。它的另一支脈從面頰部分出，上向顴骨，靠近鼻旁到目內眥，斜行結於顴骨部（圖1-6）。

◆手太陽經筋

起於手小指上邊，結於腕背，向上沿前臂內側緣，結於肘內銳骨（肱骨內上踝）的後面，進入並結於腋下，其

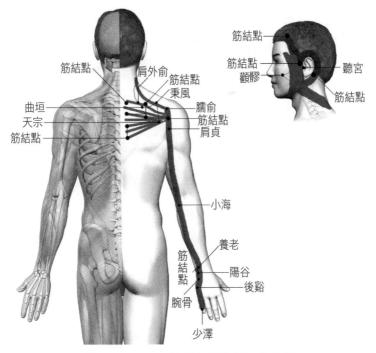

筋結點　肩外俞　筋結點　秉風
曲垣　臑俞　筋結點
天宗　筋結點　肩貞
筋結點

筋結點　聽宮　顴髎　筋結點

小海
養老
筋結點　陽谷　後谿
腕骨
少澤

圖1-6　手太陽經脈與經筋循行分佈圖

分支向後走腋後側緣，向上繞肩胛，沿頸旁出走足太陽經筋的前方，結於耳後乳突；分支進入耳中，直行者，出耳上，向下結於下頜，上方連屬目外眦，還有一條支筋從頜部分出，上下頜角部，沿耳前，連屬目外眦，上額，結於額角（圖1-6）。

◆手太陽小腸經病

耳痛，耳鳴，耳聾，目黃，咽痛，下頜和頸部腫痛，乳腫痛，乳少。本經筋循行處出現小手指支撐不適，肘臂尺側痛，沿臂內側及腋後側痛，繞肩胛牽引頸部作痛，並帶耳中鳴響且痛，牽引頜部痛，眼睛需閉合休息才能視物，頸筋拘急或腫。

◆手太陽經推拿常用穴位

【少澤】在手小指末節尺側，距指甲角0.1寸。

主治：頭痛、目翳、咽喉腫痛、乳汁少、昏迷、熱病。

【後谿】在手掌尺側，微握拳，當小指末節（第5掌指關節）後的遠側掌橫紋頭赤白肉際處。

主治：頭項強痛、目赤耳聾、手指肘臂攣痛、癲狂癇。

【腕骨】在手掌尺側，當第5掌骨基底與鉤骨之間的凹陷處，赤白肉際處。

主治：頭項強痛、耳鳴目翳、指攣腕痛、黃疸、熱病。

【陽谷】在手腕尺側，當尺骨莖突與三角骨之間的凹陷處。

主治：頭痛目眩、耳鳴、耳聾、腕痛、癲狂癇。

【養老】在前臂背面尺側，當尺骨小頭近端橈側凹陷中。

主治：目視不明。

【小海】在肘內側，當尺骨鷹嘴與肱骨內上髁之間凹陷處。

主治：肘臂疼痛、癲狂。

【肩貞】在肩關節後下方，臂內收時，腋後紋頭上1寸。

主治：肩臂疼痛。

【臑俞】在肩部，當腋後紋頭直上，肩胛岡下緣凹陷中。

主治：肩臂疼痛。

【天宗】在肩胛部,當岡下窩中央凹陷處,與第4胸椎相平。

主治:肩胛疼痛、乳癰。

【秉風】在肩胛部,岡上窩中央,天宗直上,舉臂有凹陷處。

主治:肩胛疼痛。

【曲垣】在肩胛部,岡上窩內側端,當臑俞與第2胸椎棘突連線的中點處。

主治:肩胛疼痛。

【肩外俞】在背部,當第1胸椎棘突下,旁開3寸。

主治:肩背疼痛、頸項強急。

【肩中俞】在背部,當第7頸椎棘突下,旁開2寸。

主治:肩背疼痛。

【顴髎】在面部,當目外眥直下,顴骨下緣凹陷處。

主治:口眼喎斜、眼瞼振跳、齒痛。

【聽宮】在面部,耳屏前,下頜骨髁狀突的後方,張口時呈凹陷處。

主治:耳鳴、耳聾。

◆**手太陽經筋循環通道**

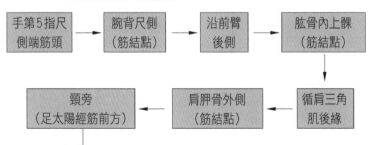

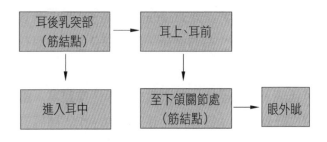

（七）足太陽經絡

◆足太陽膀胱經

起始於目內眦睛明穴，上行攢竹，交會於頭頂囟會。它的支脈從頭頂分出到耳上角。它的直行脈從頭頂入內絡腦，復出項部天柱分開下行經大杼，沿肩胛骨內側肺俞、心俞，挾脊柱兩旁，到達腎俞，進入脊柱兩旁肌肉，絡腎，屬膀胱。它的支脈從腰中分出，挾脊柱兩旁，通過臀部八髎穴，進入膕窩委中穴。它的支脈從肩胛內側分別下行到達志室，經過髖關節部，沿大腿外側後邊下行，會合於膕窩委中，向下通過腓腸肌部承山穴，出外踝後崑崙下申脈，沿第5蹠骨粗隆，出小趾至陰（圖1-7）。

◆足太陽經筋

起於足小趾，向上結於外踝，斜上結於膝部，在下者沿外踝結於臀部，向上挾脊到達項部，分支結於舌根，直行者結於枕骨，上行至頭頂，從額部下，結於鼻；分支形成「目上綱」（上瞼），向下結於鼻旁。

背部的分支從腋後外側結於肩；一支進入腋下，向上出缺盆，上方結於耳後乳突（完骨）。又有分支從缺盆出，斜上結於鼻旁（圖1-7）。

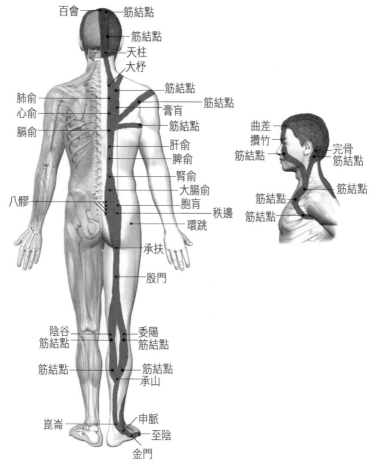

百會　　筋結點

筋結點

天柱

大杼

肺俞　　　筋結點

心俞　　　　筋結點

膈俞　　　膏肓

　　　　筋結點

曲差

攢竹

筋結點

完骨

筋結點

肝俞

脾俞

腎俞

大腸俞

胞肓

八髎　　　　秩邊

環跳

筋結點

筋結點

筋結點

筋結點

承扶

殷門

陰谷　　　委陽

筋結點　　筋結點

筋結點　　筋結點

承山

崑崙　　　申脈

至陰

金門

圖1-7　足太陽經脈與經筋循行分佈圖

◆足太陽膀胱經病

　　頭項強痛，惡寒發熱，目睛赤痛，目黃淚出，鼻衄，流涕，失眠，癲狂，癔病，痔瘡，脫肛。本經筋循行處出現：頭痛，眼痛，下肢痿痺，癱瘓，風濕痺痛，足小趾支撐不適，足跟痛，小腿及膕窩部攣急疼痛，腰股痛，頸項脊背筋拘急痛，肩不能抬舉，腋部支撐不適，缺盆處牽拉

痛，頸部左右活動受限等。

本經背部的背俞穴分別治療各相應臟腑的疾病：

（1）呼吸系統疾病：感冒、支氣管炎、支氣管哮喘、肺結核、肺炎等。

（2）心血管系統疾病：各種心臟病所致的心動過速、心律不整、心絞痛等。

（3）消化系統疾病：胃炎、腸炎、痢疾、消化不良、潰瘍病、胃下垂、肝炎、脂肪肝、肝硬化、胰腺炎、糖尿病、膽囊炎、膽絞痛等。

（4）泌尿生殖系統疾病：陽痿、遺精、遺尿、月經不調、痛經、閉經、帶下病、盆腔炎、腎炎、腎絞痛、胎位不正、難產等。

◆足太陽經推拿常用穴位

【睛明】在面部，目內眥角稍上方凹陷處。

主治：各種目疾。

【攢竹】在面部，當眉頭凹陷中，眶上切跡處。

主治：頭痛、目赤腫痛。

【天柱】在項部，大筋（斜方肌）外緣之後髮際凹陷中，約當後髮跡正中旁開1.3寸。

主治：頭痛、項強、鼻塞。

【大杼】在背部，當第1胸椎棘突下，旁開1.5寸。

主治：咳嗽、發熱、項強、肩背痛。

【風門】在背部，當第2胸椎棘突下，旁開1.5寸。

主治：傷風、咳嗽、項強、胸背痛。

【肺俞】在背部，當第3胸椎棘突下，旁開1.5寸。

主治：咳嗽、氣喘、吐血、骨蒸、鼻塞。

【心俞】在背部，當第5胸椎棘突下，旁開1.5寸。

主治：咳嗽、吐血、心痛、驚悸、健忘、癲狂癇。

【膈俞】在背部，當第7胸椎棘突下，旁開1.5寸。

主治：咳嗽、吐血、嘔吐。

【肝俞】在背部，當第9胸椎棘突下，旁開1.5寸。

主治：脅痛、吐血、目眩、水腫、背痛。

【膽俞】在背部，當第10胸椎棘突下，旁開1.5寸。

主治：脅痛、黃疸、癲狂癇。

【脾俞】在背部，當第11胸椎棘突下，旁開1.5寸。

主治：腹脹、泄瀉、痢疾、黃疸。

【三焦俞】在腰部，當第1腰椎棘突下，旁開1.5寸。

主治：腸鳴、腹脹、嘔吐、腰背強痛。

【腎俞】在腰部，當第2腰椎棘突下，旁開1.5寸。

主治：遺尿、遺精、陽痿、月經不調、腰痛、水腫、
耳鳴、耳聾。

【氣海俞】在腰部，當第3腰椎棘突下，旁開1.5寸。

主治：腸鳴、腹脹、痛經、腰痛。

【大腸俞】在腰部，當第4腰椎棘突下，旁開1.5寸。

主治：腹脹、泄瀉、便秘、腰痛。

【關元俞】在腰部，當第5腰椎棘突下，旁開1.5寸。

主治：泄瀉、腰痛。

【小腸俞】在骶部，當骶正中嵴旁1.5寸，平行第1
骶後孔。

主治：腹痛、泄瀉、遺尿。

【膀胱俞】在骶部，當骶正中嵴旁1.5寸，平行第2骶後孔。

主治：遺尿、腰脊強痛。

【上髎】在骶部，當髂後上棘與中線之間，適對第1骶後孔處。

主治：小便不利、帶下、陰挺、腰痛。

【次髎】在骶部，當髂後上棘內下方，適對第2骶後孔處。

主治：月經不調、帶下、小便不利、遺精、腰痛。

【中髎】在骶部，當次髎內下方，適對第3骶後孔處。

主治：月經不調、帶下、小便不利、腰痛。

【下髎】在骶部，當中髎內下方，適對第4骶後孔處。

主治：小便不利、帶下、便秘。

【委陽】在膕橫紋外側端，當股二頭肌腱的內側。

主治：腹滿、小便不利、腿足攣痛。

【委中】在膕橫紋中點，當股二頭肌腱與半腱肌肌腱的中間。

主治：小便不利、遺尿、腰痛、下肢痿痺、腹痛、吐瀉。

【膏肓俞】在背部，當第4胸椎棘突下，旁開3寸。

主治：咳嗽、氣喘、肺結核、健忘、遺精。

【胞肓】在臀部，平第2骶後孔，骶正中脊旁開3寸。

主治：便秘、癃閉、腰脊強痛。

【秩邊】在臀部，平第4骶後孔，骶正中嵴旁開3寸。

主治：小便不利、痔疾、腰骶痛。

【承山】在小腿後面正中，委中與崑崙之間，當伸直小腿或足跟上提時腓腸肌肌腹下出現尖角凹陷處。

主治：便秘、痔疾、腰腿拘急疼痛。

【崑崙】在足部外側後方，當外踝尖與跟腱之間的凹陷處。

主治：頭痛、項強、目眩、腰痛、難產、癲狂癇。

【申脈】在外側部，外踝直下方凹陷中。

主治：目赤、失眠、頭痛、眩暈、腰腿酸痛、癲狂癇。

【金門】在足外側部，當外踝前緣直下，骰骨下緣處。

主治：頭痛、癲狂癇。

【至陰】在足小趾末節外側，距趾甲角0.1寸。

主治：頭痛、目痛、鼻塞、鼻出血、難產、胎位不正。

◆足太陽經筋循行通道

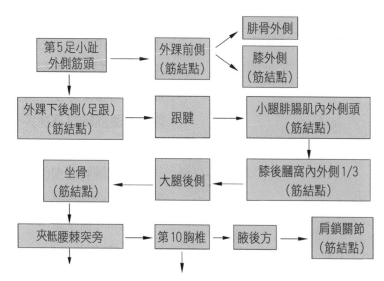

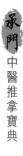
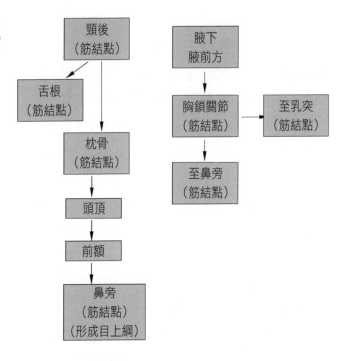

（八）足少陰經絡

◆足少陰腎經

起始於足小趾下端，斜行走向足底湧泉，出於舟骨粗隆下然谷，沿內踝之後太谿，分支進入腳跟中，上行小腿內側走三陰交，出膕窩內側陰谷，上行通過脊柱屬腎，絡膀胱。它的直行脈從腎向上，通過肝、膈，進入肺中，沿著喉嚨，夾舌根旁。它的支脈從肺中出來，絡心，流注胸中。

◆足少陰經筋

起於足小趾的下邊，同足太陰經筋並斜行內踝下方，結於足跟，與足太陽經筋會合，向上結於脛骨內髁下，同

足太陰經筋一起向上，沿大腿內側，結於陰部，沿脊裡，挾膂，向上至項，結於枕骨，與足太陽經筋會合（圖1-8）。

◆足少陰腎經病

口舌乾燥，耳聾，耳鳴，咽喉腫痛，氣短喘促，咳唾有血，心煩心痛，足心發熱，面色晦滯，神疲嗜臥，頭昏目眩，腰膝酸痛，下肢痿厥，黃疸。陽痿，遺精，遺尿，癃閉，睪丸腫痛，月經不調，痛經，胎位不正，腎炎，尿

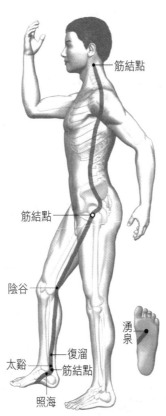

筋結點
筋結點
陰谷
湧泉
復溜
太谿
筋結點
照海

圖1-8　足少陰經脈與經筋
　　　　循行分佈圖

路澀痛等。湧泉可用於休克、中暑、中風等的急救以及神經性頭痛等。

本經筋循行處出現：足下轉筋，本筋所過及結聚部位皆可出現轉筋疼痛，病在本筋可有癇證、抽搐和項背反張等，病在背側的不能前俯，病在胸腹側的不能後仰（圖1-8）。

◆足少陰經推拿常用穴

【然谷】在足內側緣，足舟骨粗隆下方，赤白肉際處。

主治：月經不調、遺精、咳血、消渴。

【太谿】在足內側，當內踝尖與跟腱之間的凹陷處。

主治：咽喉腫痛、咳血、月經不調、齒痛、失眠、耳鳴。

【照海】在足內側，內踝尖下方凹陷處。

主治：咽喉乾痛、月經不調、便秘、癲狂、失眠。

【復溜】在小腿內側，太谿直上2寸，跟腱的前方。

主治：腹脹、泄瀉、水腫、盜汗、熱病汗不出。

【陰谷】在膕窩內側，屈膝時，當半腱肌肌腱與半膜肌肌腱之間。

主治：陽痿、崩漏、小便不利。

◆足少陰經筋循行通道

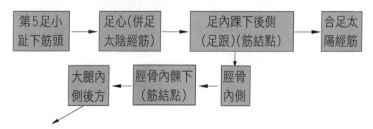

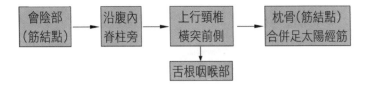

| 會陰部
（筋結點） | → | 沿腹內
脊柱旁 | → | 上行頸椎
橫突前側 | → | 枕骨（筋結點）
合併足太陽經筋 |

	↓	

舌根咽喉部

（九）手厥陰經絡

◆手厥陰心包經

起始於胸中，出來屬心包絡，向下通過膈，歷經胸部、上下腹部，絡於上、中、下三焦。它的分支沿胸內出脅部，當腋下3寸處向上抵達腋下，沿臂內側，下行入肘窩曲澤穴，行於前臂間使，入內關穴，走大陵，進入掌中勞宮穴，沿中指到末端中衝穴。它的支脈另從掌中分出，循環指到該指的末端（圖1-9）。

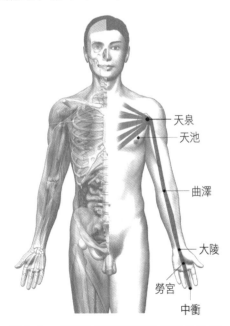

天泉
天池
曲澤
大陵
勞宮
中衝

圖1-9　手厥陰經脈與經筋循行分佈圖

◆手厥陰經筋

起於手中指，與手太陰經筋並行，結於肘內側，上經上臂內側，結於腋下，向下散佈於脅肋的前後；其分支進入腋內，散佈於胸中，結於膈（圖1-9）。

◆手厥陰心包經病

心悸，胸心痛，心煩，面赤，失眠，癔病，癲狂，昏迷，小兒高熱抽搐，驚厥，胸悶，胃脘痛，嘔吐，呃逆，口瘡。

本經筋循行處出現：循行和結聚部位支撐不適，轉筋，腋窩及胸脅疼痛，掌心發熱等。

◆手厥陰經推拿常用穴位

【天泉】在臂內側，當腋前紋頭下2寸，肱二頭肌的長、短頭之間。

主治：心痛、胸脅脹痛。

【曲澤】在肘橫紋中，當肱二頭肌腱的尺側端。

主治：心痛、胃痛、嘔吐、熱病。

【郄門】在前臂掌側，當曲澤與大陵的連線上，腕橫紋上5寸。

主治：心痛、心悸、嘔血。

【間使】在前臂掌側，當曲澤與大陵的連線上，腕橫紋上3寸，掌長肌腱與橈側腕屈肌腱之間。

主治：心痛、嘔吐、癲狂癇、瘧疾。

【內關】大前臂掌側，當曲澤與大陵的連線上，腕橫紋上2寸，掌長肌腱與橈側腕屈肌腱之間。

主治：心痛、心悸、胸悶、嘔吐、癲狂癇、熱病。

【大陵】在腕掌橫紋的中點處，當掌長肌腱與橈側腕屈肌腱之間。

主治：心痛、嘔吐、癲狂、瘡瘍。

【勞宮】在手掌心，當第2、第3掌骨之間偏於第3掌骨，握拳屈指的中指尖處。

主治：心痛、癲狂癇、口瘡。

【中衝】在手中指末節尖端中央。

主治：心痛、昏迷、熱病。

◆手厥陰經筋循行通道

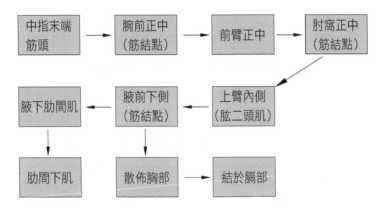

（十）手少陽經絡

◆手少陽三焦經

起始於環指末端關衝，沿手背液門、中渚，出於腕部陽池，走前臂外關、支溝，向上通過肘尖，經過肩部，進入鎖骨上窩，分佈於膻中，散絡心包，向下通過膈，廣泛遍屬上、中、下三焦。它的支脈從膻中上行，出鎖骨上窩，上向後頸，連於耳後翳風，直上行出耳上角孫，再彎

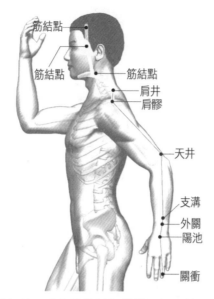

筋結點
筋結點
筋結點
肩井
肩髎
天井
支溝
外關
陽池
關衝

圖1-10　手少陽經脈與經筋循行分佈圖

向面頰，至眼下。它的另一支脈從耳後進入耳中，出走耳前，經過上關穴前面，交面頰，到目外眥（圖1-10）。

◆手少陽經筋

起於無名指末端，結於腕背，向上沿前臂結於肘部，上繞上臂外側緣，上肩，走向頸部，合於手太陽經筋。其分支當下頜角處進入，聯繫舌根；另一支從下頜角上行，沿耳前，連屬目外眥，上經額部，結於額角（圖1-10）。

◆手少陽三焦經病

偏頭痛，面痺，耳聾耳鳴，咽喉腫痛，目銳眥痛。本經筋循行處出現：循行和結聚部位支撐不適，轉筋，舌捲，手背痛，肘臂痛，肩背痛，頸項痛，運動障礙。

◆手少陽經推拿常用穴位

【關衝】在手環指末節尺側，距指甲角0.1寸。

主治：頭痛、目赤、耳聾、咽喉腫痛、熱病。

【液門】在手背部，當第4、第5指間，指蹼緣後方赤白肉際處。

主治：頭痛、目赤、耳聾、咽喉腫痛、瘧疾。

【中渚】在手背部，當環指本節（掌指關節）的後方，第4、第5掌骨間凹陷處。

主治：頭痛、目赤、耳鳴、耳聾、咽喉腫痛、熱病。

【陽池】在腕背橫紋中，當指伸肌腱的尺側緣凹陷處。

主治：腕痛、目赤、耳聾、咽喉腫痛、瘧疾、消渴。

【外關】在前臂背側，當陽池與肘尖的連線上，腕背橫紋上2寸，尺骨與橈骨之間。

主治：頭痛、目赤腫痛、耳鳴、耳聾、脅肋痛、熱病、上肢痹痛。

【支溝】在前臂背側，當陽池與肘尖的連線上，腕背橫紋上3寸，尺骨與橈骨之間。

主治：暴暗、脅肋痛、便秘、熱病。

【臑會】在臂外側，當肘尖與肩髎的連線上，肩髎下3寸，三角肌的後下緣。

主治：上肢痹痛。

【肩髎】在肩部，肩髃後方，當臂外展時，於肩峰後下方呈現凹陷。

主治：肩臂攣痛不遂。

【翳風】在耳垂後方，當乳突與下頜角之間的凹陷處。

主治：耳鳴、耳聾、口眼喎斜、頰腫。

【瘈脈】在頭部，耳後乳突中央，當角孫至翳風之後，沿耳輪連線的中、下1/3的交點處。

主治：頭痛、耳鳴、耳聾、小兒驚風。

【角孫】在頭部，折耳郭向前，當耳尖直上入髮際處。

主治：頰腫、齒痛、目翳。

【耳門】在面部，當耳際上切跡的前方，下頜骨髁突後緣，張口有凹陷處。

主治：耳聾、耳鳴、齒痛。

【耳禾髎】在頭側部，當鬢髮後緣，平耳郭根之前方，顳淺動脈的後緣。

主治：頭痛、耳鳴、牙關緊閉。

【絲竹空】在面部，當眉梢凹陷處。

主治：頭痛、目疾。

◆手少陽經筋循行通道

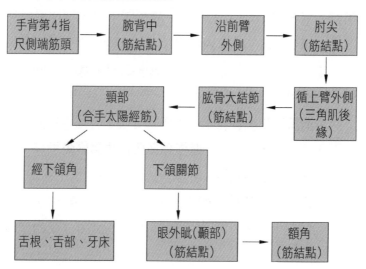

（十一）足少陽經絡

◆足少陽膽經

起始於目外眥瞳子髎，上行到額角，下耳後完骨，沿頸旁，行手少陽經之前，至肩井。它的支脈從耳後進入耳中，走耳前，至目外眥。它的支脈從目外眥分出，下走大迎，會合手少陽經至目下，下行至下頜角部，行向頸部，會合於鎖骨上窩。下向胸中，通過膈，絡肝，屬膽，沿脅里，出於氣街，繞陰部毛際，橫向進入髖關節部居髎穴。它的直行脈從鎖骨上窩下向腋下，沿胸側，過季脅，向下會合於髖關節部，由此向下沿環跳，出膝外側，下向陽陵泉，直下出外踝前丘墟，過足臨泣入第4趾外側端足竅陰。它的支脈從足背分出，進入大趾縫間，出大趾端，回過來通過爪甲，出於趾背叢毛部（圖1-11）。

◆足少陽經筋

起於第4趾，向上結於外踝，上行沿脛外側緣，結於膝外側；其分支另起於腓骨部，上走大腿外側，前邊結於伏兔，後邊結於骶部。直行者，經季脅，上走腋前緣，繫於胸側和乳部，結於缺盆。直行者，上出腋部，通過缺盆，行於太陽經筋的前方，沿耳後，上額角，交會於頭頂，向下走向下頜，上結於鼻旁；分支結於目外眥（圖1-11）。

◆足少陽膽經病

寒熱汗出，咽喉痛，口苦，胸脅痛。肝膽疾病：慢性膽囊炎，膽絞痛，膽道蛔蟲，急慢性肝炎等。偏頭痛，目痛，牙痛，面痺，面痛及偏癱等。耳鳴耳聾，瘧疾，腋下腫。

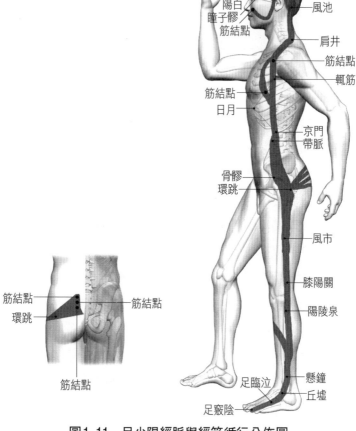

圖1-11　足少陽經脈與經筋循行分佈圖

　　本經筋循行處出現：小趾次趾支轉筋，引膝外轉筋，膝不可屈伸，膕筋急，引髀樞，上乘季脅痛，上引缺盆、乳突、頸維筋急痛，從左至分右，右目不開，並蹻脈而行，左絡於右，右足不用，曰維筋相交。

　　◆足少陽經推拿常用穴

　　【瞳子髎】在面部，目外眥旁，當眶外側緣處。

主治：頭痛、目疾。

【聽會】在面部，當耳屏間切跡的前方，下頜骨髁突的後緣，張口有凹陷處。

主治：耳鳴、耳聾、齒痛。

【上關】在耳前，下關直上，當顴弓的上緣凹陷處。

主治：偏頭痛、耳鳴、耳聾、齒痛。

【曲鬢】在頭部，當耳前鬢角髮際後緣的垂線與耳尖水平交點處。

主治：頭痛、牙關緊閉。

【率谷】在頭部，當耳尖直上入髮際1.5寸，角孫穴上方。

主治：偏頭痛、眩暈。

【頭竅陰】在頭部，當耳後乳突的後上方，天衝與完骨的中1/3與下1/3交點處。

主治：頭痛、耳疾。

【完骨】在頭部，當耳後乳突的後下方凹陷處。

主治：頭痛、頸項強痛。

【本神】在頭部，當前髮際上0.5寸，神庭旁開3寸，神庭與頭維連線的內2/3與1/3的交會處。

主治：頭痛、目眩、癲狂癇。

【陽白】在前額部，當瞳孔直上，眉上1寸。

主治：前頭痛、目疾。

【頭臨泣】在頭部，當瞳孔直上入前髮際0.5寸，神庭與頭維連線的中點處。

主治：頭痛、目疾、鼻塞。

【風池】在項部，當枕骨之下，與風府相平，胸鎖乳突肌與斜方肌上端之間的凹陷處。

主治：頭痛、目疾、鼻淵、頸項強痛、感冒、癲狂癇。

【肩井】在肩下，前直乳中，當大椎與肩峰端連線的中點上。

主治：頭項強痛、肩背疼痛、乳癰、滯產。

【日月】在上腹部，當乳頭直下，第7肋間隙，前正中線旁開4寸。

主治：脅肋疼痛、嘔吐、呃逆、黃疸。

【京門】在側腰部，章門後1.8寸，當第12肋骨游離端的下方。

主治：小便不利、水腫、腰脅痛。

【環跳】在股外側部，側臥屈股，當股骨大轉子最凸點與骶管裂孔連線的外1/3與中1/3交點處。

主治：腰痛、下肢痿痹。

【風市】在大腿外側部的中線上，當膕橫紋上7寸，或直立垂手時，中指尖處。

主治：下肢痿痹、遍身瘙癢。

【陽陵泉】腓骨小頭前下方凹陷處。

主治：脅痛、下肢痿痹，腰腹痛。

【懸鐘】在小腿外側，當外踝尖上3寸，腓骨前緣。

主治：脅痛、下肢痿痹、頸項強。

【丘墟】在足外側的前下方，當趾長伸肌腱的外側凹陷處。

主治：胸脅脹痛、下肢痿痹。

【足臨泣】在足背外側，第4蹠趾關節的後方，小趾伸肌腱的外側凹陷處。

主治：目疾、脅痛、乳癰、月經不調。

【俠谿】在足背外側，當第4、第5趾間，趾蹼緣後方赤白肉際處。

主治：頭痛、目疾、耳鳴、耳聾、脅肋痛、熱病。

【足竅陰】在足第4趾本節外側，距趾甲角0.1寸。

主治：頭痛、目赤腫痛、咽喉腫痛、熱病、失眠。

◆足少陽經筋循行通道

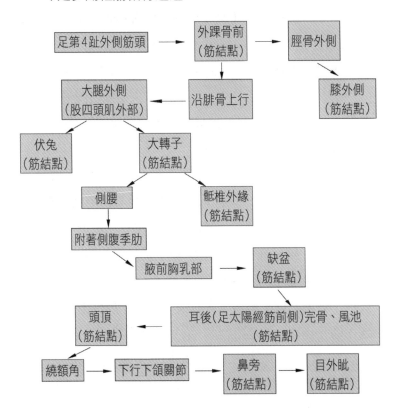

(十二)足厥陰經絡

◆足厥陰肝經

起始於大趾背上的叢毛邊緣大敦，向上經行間穴過太衝，在內踝上3寸處交三陰交穴，上膝關節內側曲泉，沿著大腿內側，進入陰毛中，環繞外生殖器，至小腹，夾胃旁，屬肝，絡膽，向上通過膈，分佈脅肋部，沿氣管之後，向上進入咽喉部，連接目系，上行出於額部，與督脈交會於頭頂部百會。它的支脈從目系下向頰裡，環繞口唇內。它的另一支脈從肝分出，通過膈，向上流注肺（圖1-12）。

◆足厥陰經筋

起於足大趾上邊，向上結於內踝之前，沿脛骨向上結於脛骨內髁之下，向上沿大腿內側，結於陰部，聯絡各經筋（圖1-12）。

◆足厥陰肝經病

頭頂痛，眼痛，眩暈，高血壓，腦血管意外，小兒高熱驚厥，癲癇等。月經不調，痛經，閉經，崩漏，睾丸腫痛，尿路澀痛，前列腺炎。胸脅滿痛，嘔吐泄瀉，肝膽疾病，腰痛腹痛，疝痛尿閉。

本經筋循行處出現：大趾支撐不適，內踝前部及大腿內側轉筋疼痛，前陰不能運用，若房事過勞則陽痿不舉，傷於寒邪則陰器縮入，傷於熱邪則陰器挺長不收。

◆足厥陰經推拿常用穴

【大敦】在足大趾末節外側，距趾甲角0.1寸。

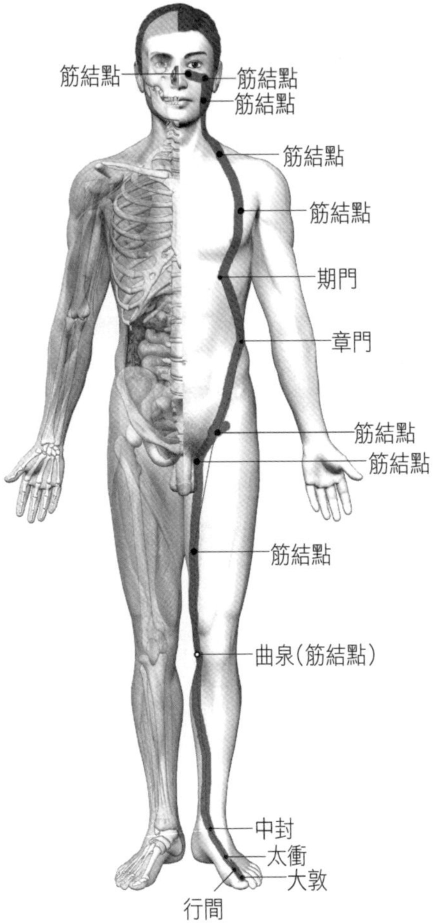
筋結點
筋結點
筋結點
筋結點
筋結點
期門
章門
筋結點
筋結點
筋結點
曲泉(筋結點)
中封
太衝
大敦
行間

圖1-12　足厥陰經脈與經筋循行分佈圖

主治：疝氣、遺尿、崩漏、陰挺、癲狂癇。

【行間】在足背側，當第1、第2趾間，趾蹼緣的後方赤白肉際處。

主治：崩漏、小便不利、頭痛、目赤腫痛、脅痛、癲狂癇。

【太衝】在足背側，當第1、第2蹠骨間隙的後方凹

陷處。

主治：崩漏、遺尿、疝氣、頭痛、眩暈、脅痛、癲狂癇。

【蠡溝】在小腿內側，當足內踝尖上5寸，脛骨內側面的中央。

主治：月經不調、帶下、小便不利。

【曲泉】在膝內側，屈膝，當膝關節內側面橫紋內側端，股骨內側髁的後緣，半腱肌、半膜肌止端的前緣凹陷處。

主治：腹痛、小便不利、疝氣、遺精。

【章門】在側腹部，當第11肋游離端的下方。

主治：腹脹、泄瀉、脅痛。

【期門】在胸部，當乳頭直下，第6肋間隙，前正中線旁開4寸。

主治：胸脅脹痛、嘔吐。

◆足厥陰經筋循行通道

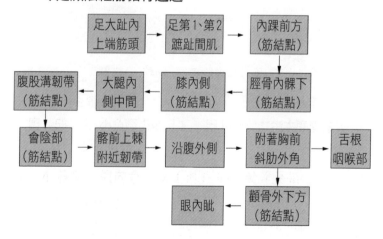

三、臨床推拿手法

(一)臨床常用推拿手法

1. 點 法

點法是臨床推拿常用手法之一。臨床運用時多用拇指端、食指端、中指端點穴法，其次用屈食指或屈中指點穴法，偶用屈肘點穴法。

【動作要領】

（1）**拇指、食指、中指點法**（圖1-13）：將力運注於其中之一指端（伸直），其餘指握空拳，按壓於一定經絡穴位或經筋病態結節點或條索狀物（多有壓痛點）治療部位上，指端逐漸用力點壓到一定深度，力透指端，剛中帶柔達到一定的刺激量，能激發經氣，疏通氣血，疏導瘀滯，除痹止痛。

（2）**屈指點法**（圖1-14）：將食指或中指屈曲，以關節骨突部分點壓某一經絡穴位或經筋治療部位。

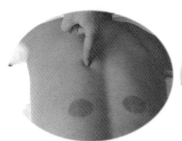
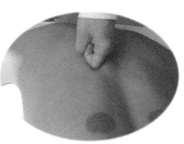

圖1-13 食指點法　　　　圖1-14 屈指點法

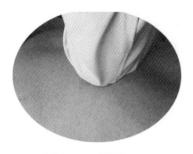

圖1-15　屈肘點法

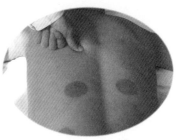

圖1-16　拇指按法

（3）屈肘點法（圖1- 15）：用肘尖部位點壓某一經絡穴位或經筋治療部位。

【臨床應用】

點穴法是一種比較強刺激的手法，臨床上分點壓、點按或點揉的施治手法。筆者習慣採用點按手法，把它歸屬於筆者自行總結的「五行手法」的「木」性手法，取其剛直屬性。指力直透經絡穴位，激發經氣，疏導阻滯經脈，以達活血化瘀，祛風除痹，消腫散結之功效。

此法，筆者在臨床上經常與高頻、柔和的震顫法結合應用。

2. 按 法

按法是臨床推拿常用手法之一，臨床運用時多用拇指、食指、中指指面按壓法，其次用掌根部、魚際部按壓法。

【動作要領】

（1）指按法（圖1-16）：用拇指指面或食指、中指、無名指三指指面著力按壓一定的經絡穴位或經筋病態結節點或條索狀物（多有壓痛點）治療部位。按壓力方向應垂

直，指端不移動位置，用力要由輕到重，沉穩持續，按壓力度可有增有減，但是一定注意手法要剛中帶柔，柔中有剛，剛柔相濟。

【臨床應用】

指按法是較強刺激的手法，接觸面小，應掌握好按壓的輕重度。筆者臨床上除常用點按手法之外，常習慣使用按揉手法，循經絡線做螺旋形緩慢地移動手指，能夠疏導經氣，疏理經筋，理氣活血，通經散瘀。筆者把它歸屬於自行總結的「五行手法」之一的「金」性手法，取其剛柔相濟屬性。

（2）**掌按法**（圖1-17）：將掌根部、魚際部用力按壓一定的經筋治療部位，逐漸用力按壓到一定程度。

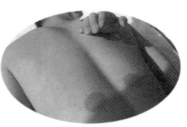

圖1-17　掌按法

【臨床應用】

該手法接觸面較大，刺激量較柔和。筆者臨床上亦多採用按揉手法，可定位小幅度按揉，亦可緩慢移動按揉。適用於背、腰、骶部、腹部等。

3. 揉法

揉法是臨床推拿常用手法之一，臨床運用時多用指揉法、掌揉法，肘、前臂揉法。

【動作要領】

（1）**指揉法**（圖1-18）：將拇指或食指、中指指面附壓貼住於施治經絡穴位或經筋病態結節點或條索狀物

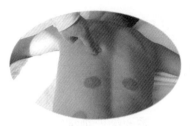

圖1-18　指揉法

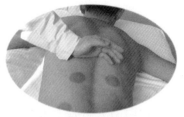

圖1-19　掌揉法

（多有壓痛點）治療部位，進行前、後、左、右順時針、逆時針環形旋轉揉動。要求手腕放鬆，動作柔和連續，按壓適度，施力漸增漸減。揉動時帶動皮下組織，忌過度摩擦皮膚。

（2）**掌揉法**（圖1-19）：將掌根部或魚際部附壓貼住於治療經絡穴位或經筋治療部位。手腕放鬆，運用腕關節帶動前臂做小幅度的輕柔緩和的環旋揉動，動作連續，施力漸增漸減。

【臨床應用】

臨床上除常用按揉手法活血散瘀之外，亦常用指尖切揉手法，以疏理經筋、活血散瘀。筆者把它歸屬自行總結的「五行手法」之一的「水」性手法，取其滲透、濡木屬性。

4. 推 法

推法是臨床推拿常用手法之一，多用拇指推法、掌推法、拳推法，偶用肘推法。

【動作要領】

（1）**拇指推法**（圖1-20）：將拇指指面或指側面著力於施治經絡線或經筋病態結節點或條索狀物（多有壓痛

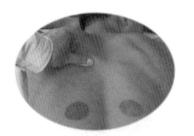

圖1-20　拇指推法

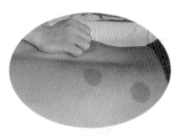

圖1-21　掌推法

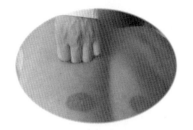

圖1-22　拳推法

點）治療部位，沿經絡走行或肌纖維平行方向做單向的直線推移。要求用力沉穩，有慢有快，按壓有輕有重。注意開始時要用輕柔手法。

（2）**掌推法**（圖1-21）：將掌根部或魚際部著力於施治經絡線或經筋治療部位，沿經絡走行或肌纖維平行方向做單向的直線推移。要求同拇指推法。本手法接觸面大，刺激量較輕，柔和舒適。

（3）**拳推法**（圖1-22）：將手握成實拳，以食指、中指、無名指、小指第一指間關節突起部著力於施治經絡線或經筋治療部位沿經絡走行或肌纖維平行方向做單向的直線推移。要求同拇指推法。本手法剛勁有力、推面寬，刺激量較強，能深透經筋組織。

【臨床應用】

臨床上筆者除常用推拿手法理筋鬆肌、通經活絡之外，亦常用推擦手法，以達通經溫筋，疏通氣血，濡養關節、肌肉，調理臟腑，溫脾補腎，除痹止痛之目的。筆者

把它歸屬自行總結的「五行手法」之一的「火」性手法，取其「溫熱」屬性。

5. 拿法、捏法

拿法、捏法是臨床推拿常用手法。臨床上多用五指拿捏法、四指拿捏法、三指拿捏法、掌指拿捏法。

【動作要領】

（1）**四指、五指拿捏法**（圖1-23）：將拇指與其餘四指、三指相對用力，循一定經絡走行或經筋病態結節點或條索狀物（多有壓痛點）治療部位，做持續地拿捏、按揉動作。拿捏時儘量把五指、四指放在不同的經絡線上，做手法時，注意逐漸用力內收並稍上提，做到一鬆一拿，並反覆之。

（2）**三指拿捏法**（圖1-24）：將拇指與食指、中指相對用力，循一定經絡走行或經筋治療部位，做持續地拿捏、按揉動作。

（3）**掌指拿捏法**（圖1-25）：將掌根部與食指、中指、無名指、小指相對用

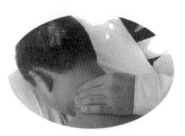

圖1-23　四指、五指拿捏法

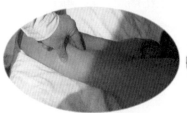

圖1-24　三指拿捏法

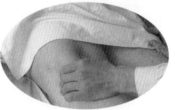

圖1-25　掌指拿捏法

力，循一定經絡走行或經筋治療部位，做持續地拿捏、按揉動作。

【臨床應用】

臨床上多把拿法、捏法同推法合用，以達疏理經筋，疏通經氣，活血散瘀，袪風散寒之目的。筆者把它歸屬自行總結的「五行手法」之一的「土」性手法，取其「濡養」屬性。

6. 擦法

擦法是臨床常用推拿手法之一，臨床上多採用掌擦法，大、小魚際擦法。

【動作要領】

（1）**掌擦法**（圖1-26）：將掌根部緊貼皮膚，做上下方向或左右方向的直線往返摩擦，使產生的溫熱感能透達深層組織。要求用力均勻適中，感覺舒適，動作要連續不斷，積累熱量。

（2）**大、小魚際擦法**（圖1-27）：將大、小魚際部位緊貼皮膚，做上下方向或左右方向的直線往返摩擦，使產生的溫熱感能透達深層組織。要求同掌擦法。

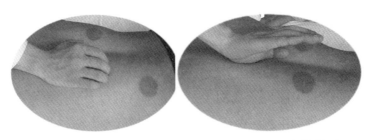

圖1-26　掌擦法　　　　圖1-27　大、小魚際擦法

【臨床應用】

臨床上常合用推擦手法。溫筋散結，濡養經絡血脈。以達溫經通陽、活血散瘀、袪濕散寒、補益腎脾、舒筋活絡、消腫止痛之功效。

7. 指切、指撥法（圖1-28）

指切、指撥法是臨床常用推拿手法，筆者多用拇指指尖、食指指尖、中指指尖行切法、撥法。

【動作要領】

將拇指指尖或食指、中指指尖貼壓於經筋病態結節

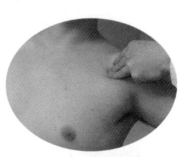

圖1-28　指切、指撥法

點或條索狀物（多有壓痛點），施行柔和的由淺到深的切壓彈撥。切揉手法多採用先縱向撥切滑動，而後橫向分切揉動之施治手法。

【臨床應用】

臨床上常用指尖切揉、切撥、彈撥手法，以達到分肌解筋、消除病態節結點、消腫散瘀止痛之目的。

臨床上還常用有滾法、摩法、抹法、搓法、振法、抖法、掐法、拍法等，筆者應用較少，並且操作簡單。在這裡不一一介紹。

(二)五行易經筋推拿手法

五行易經筋推拿手法又稱易經解筋散結法，是以易經筋靈龜八法修煉術等練習指力、掌力，並以此指力、掌力

進行操作，推拿手法包括以下5種。

1. 指點按震顫手法（圖1-29）

指點按震顫手法亦稱激發經氣手法。在五行中，應把它歸屬「木」性，取其剛直如錐之特點。指力直透經絡穴位或經筋治療部位，以達激發經氣，促進經氣運行，消瘀散結、活血止痛之功。

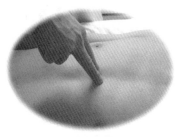

圖1-29　指點按手法

2. 指、掌按揉手法（圖1-30）

指、掌按揉手法亦稱疏筋通經手法。在五行中，應把它歸屬「金」性，取其剛中有柔、柔中帶剛、剛柔相濟之特點。用指、掌按中帶揉手法，能循經疏導經氣、疏理經筋，使經氣行而不散，經筋鬆而不散，以達行氣散瘀、消腫除結之功效。

3. 指切撥、彈撥手法（圖1-31）

亦稱分筋手法。在五行中，應把它歸屬「水」性，取其滋潤、滲透之特點。用柔和指力，由淺到深，無孔不

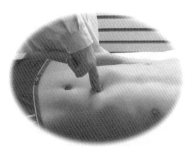

圖1-30　指、掌按揉手法

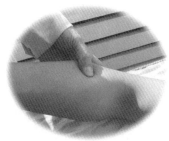

圖1-31　指切撥、彈撥手法

入，逐漸力透經筋病態結節點或條索狀物中，縱向切撥，橫向分揉，以達分筋解鎖、消腫散結之功效。

4. 指、掌推拿、拿捏手法（圖1-32）

指、掌推拿、拿捏手法稱鬆筋養筋手法。在五行中，應把它歸屬「土」性，取其「土宜鬆」濡養滋潤之特點。指、掌推中帶拿捏，作用於循行經絡或經筋病態部位，鬆其經筋，使其瘀結之氣血暢通，以達筋肉得其濡養而消除病態結節點或條索狀物。

5. 指、掌推擦手法（圖1-33）

指、掌推擦手法亦稱溫筋手法。在五行中，應把它歸屬「火」性，取其溫煦、發散之特點。指、掌推中帶擦，作用於循行經絡或經筋病態部位，使經筋在疏理中得到溫養，寒濕易散、瘀滯易通、經氣易行、筋結易解，以達祛風除濕、溫經散寒、散瘀止痛之目的。本法具有溫陽固本、活血化瘀、理筋散結、消腫止痛之功效。

在五行易經筋推拿手法應用中，亦要多注意五行中「木、火、土、金、水」的相生相剋屬性，「木生火，火生土，土生金，金生水，水生木」；「木剋土，土剋水，

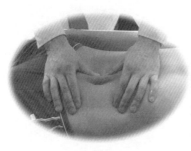
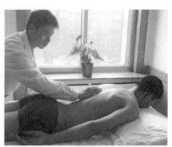

　　圖1-32　指、掌推拿、拿捏手法　　　圖1-33　掌推擦手法

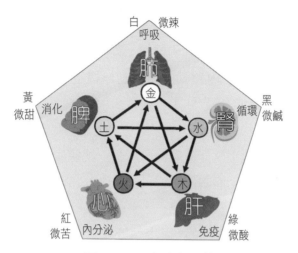

圖1-34　五行生剋規律

水剋金，金剋木」。另外，還要擅長應用「互生互剋」規律（圖1-34）。在臨床應用時，適當注意五行易經筋推拿手法特點與治療的經絡臟腑的屬性相對應，更能事半功倍、相得益彰。

　　另外，筆者在臨床工作中，多結合前臂滾法、繡球滾法。

（三）肩關節整復及經筋疏理方法

1. 槓桿扳法（圖1-35）

　　患者取坐位，醫生首先一手扣住患者患側腕部，另一手循手三陽及手太陰經筋行按揉、拿捏頸肩臂部經筋手法。反覆3～5遍，使其放鬆。醫生站於其患肩側方，以一手的前臂置於患肩腋

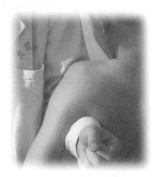

圖1-35　槓桿扳法

下，另一手托住其肘尖部，使肘關節屈曲為70°～80°於胸前，並且用力緩緩向內推按，置於腋下之前臂同時向外牽拉，使其關節內鬆動。要求動作穩定柔和，切忌用蠻力，以患者能忍受為宜，反覆3～5遍，最後做肩部推擦、拿捏手法，使其熱透為度。

臨床上此手法能使關節內鬆動，緩解痙攣粘連，具有恢復關節活動功能的作用。

2. 拔伸法（圖1-36）

（1）患者取坐位，醫生站於其側方，首先行放鬆手法後，以雙手握住其前遠端，做向外緩慢牽拉，持續30秒後放鬆，稍作休息，再重複做上述牽拉，反覆3～5遍。要求用力緩和，不可用暴力。

（2）患者取坐位，醫生站於其側後方，以雙手握住其前臂遠端，做向上牽拉拔伸。要求同上，反覆3～5遍。

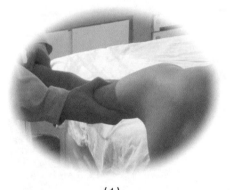
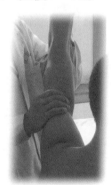

　　　　(1)　　　　　　　　　　(2)

圖1-36　拔伸法

3. 抬臂扳法（圖1-37）

患者取坐位，醫生首先行肩部放鬆手法後，站於其側

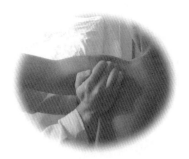

圖1-37抬臂扳法

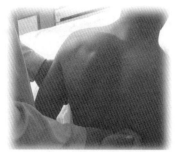

圖1-38　後伸屈肘扳法

方，半蹲位，將患肢手放在醫生肩部。醫生雙手抱住患肩前後部，用手指點按、切揉、推拿，同時緩慢起立使患肢逐漸向上抬舉，反覆3～5次。

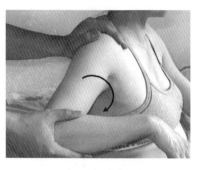

圖1-39　托肘搖肩法

4. 後伸屈肘扳法（圖1-38）

患者取坐位，醫生站於患肢側，以一手扶患肩，另一手握其腕部向後扳至最大幅度時，再將患肢屈肘置於背後，並做向內拉、向上抬舉的扳動，以患者能耐受為度，反覆3～5次。

5. 托肘搖肩法（圖1-39）

患者取坐位，醫生站於患側，先行肩部放鬆手法後，以一手扶住其肩關節，另一手托住其肘部，做順時針或逆時針的中幅度緩慢擺動。左右各擺動8～12次。

（四）頸椎整復及經筋疏理方法

1. 前屈扳法（圖1-40）

患者取仰臥位，醫生站於其頭前，首先一手稍微把頭托起，另一手從下至上按揉、捏拿頸部經筋，反覆3～5遍，使其放鬆。然後雙前臂十字交叉，兩手抓住患者對側肩部，交叉部托起患者枕部，前臂緩慢抬起，使頸椎緩慢前屈至極限後放下，再前屈，反覆3～5遍。本法可伸展項後肌筋，改善頸部僵硬、屈伸不利的症狀。

2. 側屈扳法（圖1-41）

患者取坐位，醫生站於其偏後側，首先一手固定頭部，另一手從上至下按揉、拿捏頸部經筋，反覆3～5遍，使其放鬆。然後用一手抱住患者頭部並靠於胸前，另一手按住患者對側的肩部，然後兩手協調用力，緩慢將患者頸椎側屈至極限後再復原，反覆3～5遍。本法可伸展項側肌筋，改善頸部僵硬、屈伸不利的症狀。

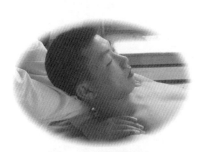

圖1-40　前屈扳法

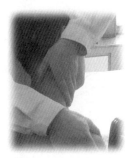

圖1-41　側屈扳法

3. 垂直牽引旋轉側扳法（圖1-42）

患者取坐位，首先進行頸部經筋放鬆手法後，醫生雙

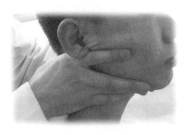
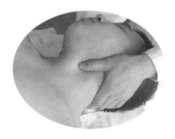

圖1-42　垂直牽引旋轉側扳法　　　圖1-43　仰臥旋轉側扳法

手托住患者下頜部及枕骨風池穴部，緩慢垂直托起頭顱，力度適中，並做輕度左右搖晃。然後在維持牽引下將頸椎向棘突偏凸側旋轉至生理限制位，做一突發有控制的動作，擴大旋轉幅度3°～5°，出現「咯」的彈響聲，使頸椎復位。然後再向另一側旋轉，做同樣復位動作。最後把頸部從上至下縱向按揉、推擦，橫向拿捏，反覆3～5次，或使頸肌熱透為度。

4. 仰臥旋轉側扳法（圖1-43）

　　患者取仰臥位，醫生先進行頸部肌筋放鬆手法後，雙手抱住患者下頜及顳枕部，將其頭部向後上方牽引並保持頸椎輕度前屈位，然後在維持牽引下將頸椎向棘突偏凸側旋轉至生理限制位，再做一突發有控制的動作，擴大旋轉幅度3°～5°，突破交鎖而使頸椎關節復位。

5. 頸椎仰臥整復理筋手法（圖1-44）

　　（1）首先取坐位，循頭頸、肩臂、手部手三

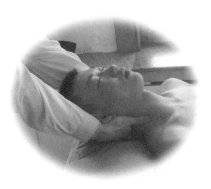

圖1-44　頸椎仰臥整復理筋手法

陽經行按揉、拿捏手法，放鬆頸肩部經筋。

（2）患者取仰臥位，頸椎下不加枕頭。醫生站其頭前，雙手重疊，在頸中段下將頸部稍微托起並向後拔伸（注意醫生要兩臂伸直，靠後仰之力帶動上肢進行拔伸，並且雙手要在頸下固定一處，不要將頸兩側卡死），以患者感到舒適為度。拔伸時間不少於30秒，可反覆3～5遍。

（3）患者取仰臥位，醫生用五指指肚著力，由下而上直線按揉、拿捏。中指循督脈（大椎至風府），食指及無名指循頸椎旁夾脊穴至天柱穴，拇指及小指循頸部足太陽經筋至風池穴。兩手協作，交替進行，反覆3～5遍，或以局部溫熱感為度。

（4）患者取仰臥位，頸部經筋（從頸椎橫突線著力）橫向推拿，縱向按揉，從頸椎7橫突處至風池（雙）穴，反覆3～5遍。

（5）患者取仰臥位，將頸部微向上托起，在拔伸狀態下左右旋轉頸椎45°左右，反覆3～5遍，然後一手托起項部，另一手扶其頭項部，在頸椎前屈10°左右旋轉最大限度時，分別做一個有控制的旋轉動作。最後，醫生繼續將患者頸根部微微托起，然後邊拔伸邊用單手或雙手拿捏頸椎至髮際，反覆3～5遍或以熱透為度。

【註】透過臨床實踐，筆者已將此套手法簡化為坐位頸椎整復法，療效亦佳，操作起來更加方便。

6. 頸部旋轉斜扳法（圖1-45）

患者取坐位，頭稍前俯或稍後仰。首先行頸項部放鬆手法，醫生站於其後側方，用一手扶住其頭枕下，另一手

托住其下頜部，兩手協同動作，有控制地、輕柔而緩慢地向左右兩側旋轉頭項數次，當感到患者頸肩部放鬆後，可向患側慢慢旋轉（即右側病變向右側旋轉，左側病變向左側旋轉）。當旋轉到一定幅度時，覺有阻力稍停頓一下，隨即用勁兒再做一個有控制的快速扳動（約5°）。此時常可聽到「咯」的彈響聲，即已復位。

此扳法適合於頸椎4以上關節的整復（圖1-45）。

（五）胸椎整復及經筋疏理方法

1. 擴胸扳法（圖1-46）

患者取俯臥位，醫生首先循背部夾脊穴及足太陽經筋行按揉、推擦手法，使之熱透；橫向拿捏，使其放鬆；經筋結節點切揉，使其消散。

患者取坐位，令其兩手十指交叉扣住並抱住頸項部，醫生站於其後，用一側膝部頂住其背部，用兩手掌托住患者兩肘部，使其身體緩慢地前後俯仰，並向後做擴胸扳動。

臨床應用於背部板滯酸痛，早期強直性脊柱炎，無原因的胸悶痛者，胸椎上段關節錯位者。

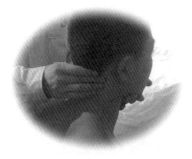

圖1-45　頸部旋轉斜扳法

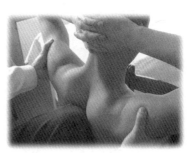

圖1-46　擴胸扳法

2. 坐位旋頸椎整復法（圖1-47）

患者取坐位，首先放鬆頸、胸椎旁經筋。醫生站其身後，以一手拇指面抵住患者胸椎偏歪棘突外側方，其他四指順勢扶住對側頸部，以穩定患者頭項。另一手托住患者下頜，醫生一邊使患者頭頸輕微後仰，一邊平緩地進行向偏歪側旋轉，擺動頭頸。當旋轉至一定角度後，可感到拇指下有明顯棘突滑動感。此時患者姿勢不變，重新旋轉，擺動頭項，當感覺患者肌肉放鬆時，突然使頭項做快速有限的增大幅度的旋轉動作。同時，醫生放在偏歪棘突旁拇指輕輕向對側推動棘突，多有指下彈響聲出現。

本法多用於胸椎4以上關節的整復。

3. 胸椎旋轉側扳法（圖1-48）

患者取坐位，醫生首先手法放鬆背部經筋。讓患者兩手十指交叉扣住頸項部，背部稍向前屈放鬆，醫生站於其前側方，一手扣住患者對側肩部，另一手扶住同側肩部，向醫生站位緩慢地小幅度旋轉扳動胸椎2～3次，同時叮囑患者放鬆腰背部肌肉後，快速地有控制地稍加大幅度旋轉扳動胸椎1次。然後，同樣動作，向反方向旋轉扳動胸

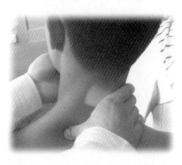 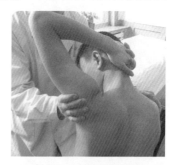

圖1-47　坐位旋頸椎整復法　　　圖1-48　胸椎旋轉側扳法

椎1次，注意觀察胸椎彈響聲。本法多用於胸椎7以下關節的整復。

（六）腰骶椎整復及經筋疏理方法

1. 旋轉側扳法（圖1-49）

（1）患者取俯臥位，醫生首先行放鬆腰腿部經筋手法。

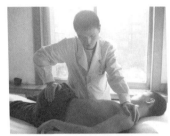

圖1-49　旋轉側扳法

（2）患者取側臥位，在下的下肢伸直，在上的下肢半屈膝屈髖，放於身前側，或伸直放於床邊。醫生面對患者而立，以一手臂按住其肩前部，往後推壓，另一手臂按住其臀部，輕輕往前推扳，隨即可聽到「咯」的彈響聲，即已復位。然後，調換側臥位，上下肢調換姿勢，同樣旋扳1次。

此手法簡單易做，對腰椎骶髂關節及胸椎下段錯位整復均有效。

2. 反伸扳法（圖1-50）

患者取俯臥位，醫生站於患者一側，一手按壓患者腰椎病處，另一手托起其一側或兩側下肢，用力向上扳拉，使腰椎向後過伸。要求用力穩定，兩手動作協調，反覆扳拉5～7次。本手法很重要，用於早期

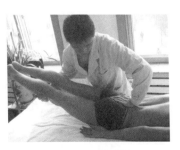

圖1-50　反伸扳法

腰椎間盤膨出的復位。

3. 過屈復位法（圖1-51）

患者仰臥位，醫生站於患
者一側，一手握住患者一腿踝
部，另一手扶膝部，助手按壓
患者另一腿固定。

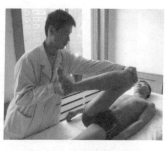

圖1-51　過屈復位法

醫生先半屈曲患者的下
肢，內收外展5～7次，再過屈髖、膝關節，用力壓向對
側季肋部。此時常可聽到關節復位錯動聲或滑動感覺。本
手法用於骶髂關節錯位。

四、特殊疏理手法

（一）十二經脈與十二經筋疏通法

人體的經筋、經脈如有形、無形網路籠罩著全身，調
整著周身肌肉運動及氣血運行。經筋的疏順與經脈的暢通
保障著人體的健康，如果某處出現經筋瘀結、經脈不暢，
人體必然患病。

1. 手太陰經脈與經筋疏通法

用手法循手太陰經疏理經筋、鬆解筋結、疏導經氣。

（1）患者手臂抬起（坐位或仰臥位），按缺盆、推
中府穴，用大拇指橫推鎖骨下緣，從內（胸鎖關節處）到
外（肩鎖關節處）；用拇指或中、食指尖切撥、按揉肩前
喙突處筋結點1～3分鐘。然後用魚際或掌根部推擦肩前

筋結部位1～2分鐘。

（2）一手托起患者肘部並固定，另一手循上臂內側手太陰經行螺旋形按揉至肘窩外側（尺澤穴），反覆3～5遍，然後橫向推拿、彈撥三角肌前緣及肱肌經筋。

（3）肘部推拿手法同手陽明經手法，兩經筋結點處可同時切撥、按揉之，以求表裡經互補。

（4）一手托起患者前臂並固定，另一手從尺澤至太淵循前臂外側手太陰經行螺旋形按揉，反覆3～5遍。然後橫向彈撥、縱向推擦前臂外側經筋結點（重點肱橈肌）1～2分鐘。

（5）腕部推拿手法同手陽明經手法。

（6）點按列缺穴及按揉魚際後，推擦約1分鐘；然後按揉大拇指掌指關節、指間關節及指末端筋頭兩側各約10秒。

2. 手陽明經脈與經筋疏通法

用手法循手陽明經疏理經筋、鬆解筋結、疏導經氣。

（1）兩手同時按揉患者兩側鼻旁（迎香附近）、下頜關節（頰車、下關附近）、太陽、前額角各5～6秒，隨後推擦疏理相關經筋，約1分鐘。然後，點按上星穴。

（2）兩手先從上至下拿捏胸鎖乳突肌及肩井，隨後兩手交替縱向推雙側頸部橋弓（頸部兩側、耳垂下方大筋中點）1～2分鐘。配合左右扳頸手法。

（3）首先切按、彈撥、推擦患者肩峰部及肩鎖關節處，行肩井疏理法；然後點按、拿捏、推擦肩胛骨後緣及對應胸椎棘突旁1～3分鐘。

（4）用手指從患者肩髃至曲池，循手陽明經行螺旋形按揉，反覆3～5遍；然後橫向拿捏上臂外側經筋（三角肌）1～2分鐘；縱向推擦相應經筋及筋結點2～5分鐘。

（5）一手拇指扣住患者肱骨外上髁、中指扣住肘部鷹嘴上、小指及無名指扣住肱骨內上髁處，重點橫向切撥、按揉肱骨外上髁經筋筋結點及肱橈肌肌腹；另一手固定腕部並且來回旋轉前臂加以配合。隨後，從曲池至陽谿，循前臂橈側手陽明經行螺旋形按揉，反覆3～5遍。然後推擦相應經筋及筋結點1～2分鐘。

（6）一手扣住患者腕部陽谿及太淵穴上，另一手把握拇指、食指旋轉搖擺腕部，以舒緩經筋。隨後按陽谿、推合谷，按揉掌指關節、指間關節、指末端筋頭兩側，各約10秒。

3. 手少陰經脈與經筋疏通法

用手法循手少陰經疏理經筋、鬆解筋結、疏導經氣。

（1）患者取仰臥位，點按臍部、中脘、巨闕各約30秒；然後推揉臍部至巨闕之間經筋5～6遍。

（2）一手托住患肢肘部並抬起上臂，另一手按揉、拿捏腋前筋結點，並點按極泉穴（以出現酸麻感往下放散為佳）1～2分鐘。隨後循上臂內側（肱肌）手少陰經行螺旋形按揉至肘內側少海穴，反覆3～5遍，然後橫向拿捏、彈撥肱肌經筋。

（3）肘部推拿手法同手太陽經手法，配合前臂旋轉橫向切撥、按揉肘內側筋結點。

（4）一手拇指、食指相對扣住患者後谿、少府穴處，另一手從前臂內側（少海至神門）循手少陰經行螺旋形按揉，反覆3～5遍；隨後橫向推拿、彈撥前臂尺側經筋。然後對肘內側筋結點及經筋行縱向推擦手法1～2分鐘。

（5）手、腕部手法同手太陽經手法。

4. 手太陽經脈與經筋疏通法

用手法循手太陽經疏理經筋、鬆解筋結、疏導經氣。

（1）患者取坐位，兩手同時按揉患者兩側耳前、耳上、耳後（乳突附近）經筋及筋結點、太陽穴各5～6秒。

（2）用一手固定患者頭部，另一手從乳突後循頸椎兩側橫突從上至下按揉到頸根處，反覆3～5遍；注重頸椎關節手法整復，查尋病態筋結點後，使用手法彈撥、按揉、拿捏推擦之。然後行肩井疏理法。

（3）用一手扣住患者後谿、合谷處，另一手循手太陽經按揉肩井、肩中俞、秉風、曲垣、天宗，反覆3～5遍；然後重點按揉、拿捏、推擦肩胛骨後緣經筋、岡下肌筋、岡上肌筋及筋結點各1～2分鐘。患者取坐位或俯臥位，抬起患臂，用手掌根部或魚際向外上側旋轉拿捏、推擦肩後經筋，並按壓2～5分鐘。

（4）一手固定患者後谿、合谷處，另一手從肩後臑俞至小海穴，循肩三角肌後緣及肱肌行螺旋形按揉，反覆3～5遍；隨後橫向推拿之，注意將三角肌往前反覆推進3～5遍。

（5）肘部推拿手法同手陽明經手法，注重無名指、

小指橫向切撥、按揉肘後肱骨內上髁筋結點。

（6）一手扣住患者後谿和合谷處，另一手從前臂後側小海穴至陽谷，循手太陽經行螺旋形按揉，反覆3～5遍；然後橫向推拿、彈撥前臂後側經筋，對肘後筋結點及附近經筋行縱向推擦1～2分鐘。

（7）一手扣住患者陽谷與神門穴處，另一手牽拉小指、無名指，並且旋轉搖擺之，以舒緩經筋約30秒；然後按揉小指掌指關節、指間關節、指末端筋頭兩側各約10秒。

5. 手厥陰經脈與經筋疏通法

用手法循手厥陰經疏理經筋、鬆解筋結、疏導經氣。

（1）將患者手臂抬起（坐位或仰臥位），用拇指或食、中指尖彈撥、按揉，用魚際或掌根部推拿、推擦腋前下方筋結點1～2分鐘。

（2）隨後循患者上臂內側（肱肌）手厥陰經行螺旋形按揉至肘內正中筋結點（曲澤），反覆3～5遍；隨後橫向拿捏、彈撥肱肌經筋，對肘內正中筋結點及附近經筋行縱向推擦手法1～2分鐘。

（3）患者前臂及手、腕部推拿手法同手少陽經手法，注重手掌心（勞宮附近）、掌背骨間肌筋疏理。

6. 手少陽經脈與經筋疏通法

用手法循手少陽經疏理經筋、鬆解筋結、疏導經氣。

（1）兩手點按患者雙側下關、曲鬢、耳和髎、額角（頭維）；然後循手少陽經筋行按揉、推擦手法。

（2）肩頸部推拿手法同手太陽經手法。

（3）一手托住患者肘部，另一手從肩稍後部肱骨大結節筋結點（肩髎穴）至肘尖筋結點（天井穴），循上臂外側手少陽經行螺旋形按揉，反覆3～5遍；然後橫向推拿、彈撥相關經筋及筋結點約30秒。注意將三角肌往前反覆推緊3～5遍。

（4）從患者肘尖（天井穴）至腕背中（陽池穴）循前臂外側手少陽經，與手厥陰經肘內正中筋結點（曲澤）至腕前正中（大陵）相對按揉、推擦手法1～2分鐘。

（5）一手拇指與食指、中指相對應，點按患者腕部陽池，透大陵，另一手扣住中指、無名指，旋轉搖擺腕關節，以舒緩經筋約10秒；然後，按揉中指、無名指掌指關節、指間關節、指末端筋頭兩側各約10秒。

7. 足陽明經脈與經筋疏通法

用手法循足陽明經疏理經筋、鬆解筋結、疏導經氣。

（1）患者仰臥位，兩手同時按揉患者兩側鼻旁（迎香附近）、下頜關節（頰車、下關附近）、眶下緣、太陽、前額角各5～6秒；隨後推擦疏理相關經筋約1分鐘，然後點按上星穴。

（2）兩手先從上至下拿捏患者頸部兩側胸鎖乳突肌及肩井，按到頸外側中下部時，給予適當持續按壓，以出現肩臂酸麻為佳；隨後兩手交替縱向推雙側頸部橋弓1～2分鐘。配合側扳頸椎。

（3）一手按揉患者缺盆，橫推、切撥胸鎖關節處，另一手點按、推擦胸椎6～10棘突旁1～3分鐘。

（4）用手指點按、橫向彈撥、推擦乳根穴；點按、

橫向拿捏梁門對中脘、天樞對神闕、水道對關元，縱向推擦腹直肌；然後橫向彈撥、推擦恥骨聯合上經筋及腹股溝韌帶；點按會陰穴兩旁經筋結點3～6分鐘。

（5）用手指從患者髀關至梁丘，循足陽明經行螺旋形按揉，反覆3～5遍。然後用手法橫向彈撥、推拿大腿前側經筋（股外側肌）1～2分鐘。

（6）一手握住患者膝關節，另一手握住踝關節，屈膝、屈髖內旋、外旋各3～5圈。內旋時向肚臍部儘量按壓，外旋時向同側腹部儘量按壓。隨後，一手扣住膝髕（拇指、無名指扣住內外膝眼，餘指扣住膝髕上緣），往上提拿、按揉髕骨，然後推擦膝髕四周，另一手點按膝後委中穴5～6分鐘。

（7）從患者脛骨前足三里至解谿循足陽明經行螺旋形按揉，反覆3～5遍。然後推擦相應經筋及筋結點1～2分鐘。

（8）做足踝關節背屈、伸、旋轉活動，疏按骨間肌，以舒緩經筋。按揉掌趾節兩側、趾間關節、趾末端筋頭兩側各10秒。

8.足太陰經脈與經筋疏通法

用手法循足太陰經疏理經筋、鬆解筋結、疏導經氣。

（1）患者仰臥位，點按眶下、顴骨下、缺盆處，按揉頸前外側胸鎖乳突肌，橫推鎖骨下緣1～2分鐘。然後四指拿捏乳房處，並用魚際或掌根部推揉乳房外側經筋（前鋸肌）；點按、橫向彈撥、推擦乳根穴1～2分鐘。

（2）用拇指橫向推揉患者上腹部兩側脅肋弓，隨

後，兩手配合拿捏肚臍周經筋，並向肚臍中央擠按之。循胸腹外側足太陰經行螺旋形按揉至腹股溝（衝門穴），反覆3～5遍。然後橫向彈撥、推擦小腹肌筋、恥骨聯合上緣筋結點及腹股溝韌帶經筋結點，按揉、推壓髂前上棘內側2～5分鐘。

（3）點按會陰穴兩旁經筋結點，並彈撥、按揉之。

（4）從患者髀關至血海循大腿內側足太陰經行螺旋形按揉，反覆3～5遍。然後橫向彈撥、拿捏大腿前內側（股四頭肌）足太陰經筋和足陽明經筋，縱向推擦1～2分鐘。

（5）膝部推拿手法同足陽明經手法。（仰臥位）側重膝內側經筋按從下往上手法按揉、彈撥、推擦之。

（6）從患者脛骨內髁下（陰陵泉）至足內踝筋結點，循足太陰經手法行螺旋形按揉，反覆3～5遍；隨後，相應經筋彈撥、拿捏、推擦5～6分鐘。

（7）足踝部推拿手法同足陽明經手法。

（8）點按公孫、太白穴約10秒；然後橫向彈撥、推拿足弓，縱向推擦約30秒。

（9）按揉足大趾掌趾關節、趾末端筋頭兩側，各10秒。

9. 足太陽經脈與經筋疏通法

用手法循足太陽經疏理經筋、鬆解筋結、疏導經氣。

（1）患者坐位，一手點按患者迎香、睛明、攢竹，均取雙側；隨後，循頭部足太陽經行螺旋形按揉，經百會、四神聰到天柱穴，均取雙側，反覆3～5遍。另一手

拿捏枕下線，循頸側行螺旋形按揉到大椎旁雙側，拿捏肩井3～5遍。然後橫向切撥、拿捏頸項肌筋。配合頸椎整復。

（2）點按患者肩鎖、胸鎖關節處及缺盆穴，橫推鎖骨下緣處。然後，往前推揉前鋸肌及腋前下方經筋，往後推揉肩胛下角（外下緣經筋）2～5分鐘。

（3）患者取俯臥位，從患者背部循足太陽經及夾脊穴行螺旋形按揉，反覆3～5遍。隨後，橫向拿捏、縱向推擦腰背部經筋，以產生溫熱感為度，操作2～5分鐘。此時，注意疏理肋骨下沿（京門附近）筋結點。

（4）按揉患者環跳、風市、秩邊，從承扶至委中，循大腿後側足太陽經行螺旋形按揉，反覆3～5遍；橫向彈撥、拿捏股二頭肌筋，縱向推擦2～5分鐘。

（5）一手抬起患者小腿，另一手點按、切撥膕窩處委中穴及內外側筋結點10～20秒。

（6）從患者委中經承山到崑崙（相對太谿拿捏）循足太陽經行螺旋形按揉，反覆3～5遍。橫向推拿、彈撥腓腸肌內外側頭，縱向推擦疏理2～5分鐘。

（7）相對照海按揉申脈，並橫推、彈撥內外踝下後方經筋。然後旋轉搖動踝關節，並按揉足小趾內外側筋頭2～5分鐘。

10. 足少陰經脈與經筋疏通法

用手法循足少陰經疏理經筋、鬆解筋結、疏導經氣。

（1）頭頸部手法同足太陽經手法。注意按揉、切撥頸椎橫突處經筋。

（2）患者取仰臥位，從患者中脘經肚臍到關元循任脈及足少陰經緩慢加壓推按，力度逐漸加大，以力透背脊處為佳，操作2～5分鐘（注意要空腹，可少飲水；無腹腔器質性病變。實證從上往下推按，虛證從下往上推按）。

（3）橫向按揉、彈撥患者恥骨聯合上緣經筋及會陰部筋結點、腹股溝韌帶（筋結點），推壓髂前上棘內側2～5分鐘。

（4）循患者大腿內側後方足少陰經行螺旋形按揉到陰谷穴，反覆3～5遍。再彈撥、推擦相應經筋（膝內側筋結點，先彈撥後橫向、縱向推擦）1～2分鐘。

（5）循脛骨內側足少陰經行螺旋形按揉到太谿穴（對應按揉崑崙），反覆3～5遍。橫向彈撥、推拿相應經筋，縱向推擦1～2分鐘。

（6）足踝部推拿手法同足太陰經手法。

（7）點按湧泉穴、然谷穴，橫向推拿、彈撥足弓經筋，縱向推擦1～2分鐘，然後按揉小趾腹筋頭約10秒。

11. 足少陽經脈與經筋疏通法

用手法循足少陽經疏理經筋、鬆解筋結、疏導經氣。

（1）患者取坐位，雙手點按患者眉弓線（攢竹—魚腰—絲竹空—太陽—耳和髎）、頭維、百會各約10秒；然後一手固定患者頭部，另一手拿捏枕下線。稍後，循頭部少陽經（從前往後）按揉、推擦之，反覆3～5遍。若有病態筋結點，側重舒緩消散之。

（2）一手固定患者頭部，另一手沿頸側逐步往下按揉到頸根部，反覆3～5遍。行肩井疏理法2～5分鐘。若

有病態經筋結點，側重彈撥、推擦之。

（3）橫推患者鎖骨上下緣，反覆3～5遍。點按、推揉腋前部及乳房外側（前鋸肌）2～5分鐘。點按期門、日月各約10秒，橫推側腹季肋弓2～5分鐘。

（4）取側臥位，按揉、推擦患者腹股溝韌帶至髂前上棘，按壓、推擦患者骶椎外側緣（包括八髎穴）經環跳穴到大轉子（居髎），操作3～8分鐘。手法用指、掌根、魚際、肘尖均可。

（5）從患者環跳穴至陽陵泉，循大腿外側足少陽經行螺旋形按揉，反覆3～5遍。橫向彈撥、拿捏相關經筋，縱向推擦2～5分鐘（注意，俯臥位時可與足太陽經筋同時疏理。仰臥位時可與足陽明經同時疏理）。

（6）首先彈撥、推擦患者膝外側經筋，然後從陽陵泉到足踝前部，循脛骨外側足少陽經行螺旋形按揉，反覆3～5遍。橫向彈撥、拿捏相關經筋，縱向推擦2～5分鐘。

（7）首先旋轉搖動踝關節，舒緩足踝部經筋，然後沿足踝前方經筋，橫向切撥、按揉，並且推擦2～5分鐘。隨後，按揉第4、第5掌趾間骨間肌、足4趾掌趾關節、末端筋頭兩側2～3分鐘。

12. 足厥陰經脈與經筋疏通法

用手法循足厥陰經疏理經筋、鬆解筋結、疏導經氣。

（1）點按睛明、四白、顴骨外下方筋結點各約10秒。

（2）胸腹部推拿手法同足少陽經手法。

（3）用手指按揉、彈撥患者恥骨聯合上緣及會陰穴兩旁筋結點1～2分鐘；彈撥、推擦腹股溝韌帶，按揉、

推壓髂前上棘內側2～5分鐘。

（4）循患者大腿內側中間部到膝內側（曲泉穴）足厥陰經行螺旋形按揉，反覆3～5遍。橫向彈撥、拿捏相關經筋，縱向推擦2～5分鐘。

（5）膝部推拿手法同足太陰經手法。注意：適當屈膝、屈髖做內外旋膝關節運動。

（6）從患者脛骨內髁下（筋結點）循脛骨內側經三陰交至足內踝前方（筋結點）行螺旋形按揉，反覆3～5遍。橫向彈撥、推拿相關經筋，縱向推擦2～5分鐘。

（7）首先，舒緩踝關節處經筋，然後按揉第1、第2掌趾間骨間肌、足大趾掌趾關節、末端筋頭兩側2～3分鐘。

（二）督脊疏通法

督脊疏通法亦稱督脈、夾脊穴疏理法，包括三指推脊法，大、小魚際夾棘突推脊法，二指夾脊點按法和橫向、縱向拿捏法。

1. 三指推脊法（圖1-52）

【動作要領】

患者取俯臥位，將中指按壓於棘突間，食指、無名指按壓於棘突旁，從風府穴至大椎至腰骶部八髎穴，逐節或隔節行點按、推揉手法，反覆5～8遍。然後，從下到上捏脊或推擦脊柱。頸部可以點按風府、

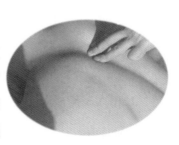

圖1-52　三指推脊法

拿捏風池後，從上到下捏揉項肌。施治過程中，注意查尋脊椎關節紊亂情況後給予整復。

2. 大、小魚際夾棘突推脊法（圖1-53）

【動作要領】

患者取俯臥位，將掌根部按壓於棘突上，大、小魚際夾住棘突，按壓於棘突外側旁，從風府穴至大椎至腰骶部八髎穴，逐節行推擦手法，反覆5～8遍，或以產生溫熱感為度，2～5分鐘。

【註】實證從上往下推，虛證從下往上推。

3. 二指夾脊點按法（圖1-54）

【動作要領】

患者取俯臥位，將拇指、食指或食指、中指（直指或屈跪式，用指間關節處）按壓於棘突外側旁，從風府穴至大椎至腰骶部八髎穴，逐節或隔節行點按、推擦手法，反覆5～8遍。

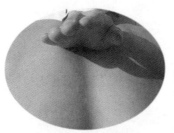
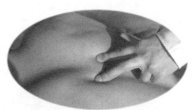

圖1-53　大、小魚際夾棘
　　　　突推脊法

圖1-54　二指夾脊點按法

4. 橫向、縱向拿捏法（圖1-55，動作要領略）

【臨床作用】

疏通督脈，提升人體背部陽氣，恢復或增強五臟六腑

功能，對預防感冒、咳喘、胃腸功能下降、肝鬱氣滯、脾虛溏瀉、消渴尿頻、遺精、早洩、腰酸背痛、婦女月經不調、痛經等有明顯的治療作用及保健功能。

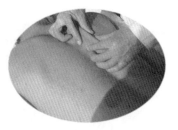

圖1-55　橫向、縱向拿捏法

另外，筆者還經常配合應用拇指點穴法、肘尖點顫法、大魚際撥揉法、肘尖滾撥法、前臂滾推法等。

(三)任三焦疏通法

（1）疏理上焦用天突、膻中穴。

（2）疏理中焦用上脘、中脘、下脘、天樞穴。

（3）疏理下焦用氣海、關元、中極穴。

【動作要領】

患者取仰臥位，從天突——膻中——三脘——雙天樞（神闕）——氣海——關元（中極），逐一行點按、推揉手法，每穴約30秒。然後從上到下行橫向拿捏、縱向推擦手法，以產生溫熱感為度，操作2～5分鐘（圖1-56）。

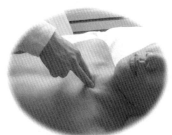

按天突

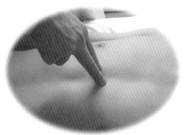

按膻中

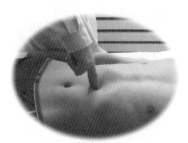

按中脘

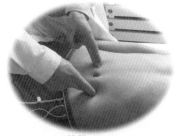

按雙天樞　　　　　　　　按關元

圖1-56　任三焦疏通法

（4）配合手少陽三焦經對手厥陰經（*表裡經*）疏理法，療效最佳。

【臨床作用】

疏理上、中、下三焦氣機，促進水道通調，改善五臟六腑功能，消除三焦脹滿不適。上焦清咳止喘、消胸脹悶，能宣肺降逆；中焦健運化濕、止腹脹腹瀉，改善胃腸功能；下焦通利水道，改善膀胱氣化功能。

另外，筆者臨床上經常結合應用神闕點穴撥揉法，九宮八卦腹部按摩法。

（四）寬胸理氣疏理法

【動作要領】患者取仰臥位或坐位。

（1）醫生首先用雙手拇指、食指鉗式逐一相對點按內外勞宮穴，然後雙手拇指、食指相對點按大陵對陽池、內關對外關、間使對支溝、曲澤對天井，各約1分鐘（圖1-57）。

（2）大陵——內關——曲澤穴（雙上肢），循線先行螺旋形按揉，然後行推擦手法，反覆操作2～5分鐘，以產生溫熱感為度。

【臨床作用】

能寬胸理氣、解鬱降逆、活血化瘀、溫心陽、祛胸痺，調理脾腎運化功能，對冠心病、肺心病導致的胸悶、胸痛、氣短及脾胃不和導致的胃脘脹痛、腹脹滿痛，療效極佳。可配合五臟俞及五臟募穴調理法一起應用。

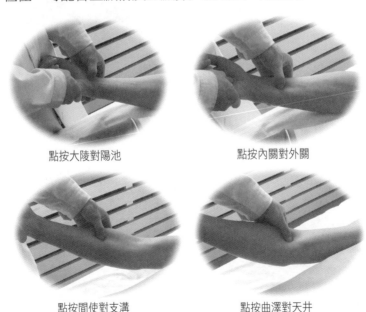

點按大陵對陽池　　　　　　　　點按內關對外關

點按間使對支溝　　　　　　　　點按曲澤對天井

圖1-57　寬胸理氣疏理法

（五）足三陰經疏理法

足三陰經指足太陰經、足少陰經、足厥陰經。

【動作要領】

患者取仰臥位，醫生用雙手拇指、食指逐一相對點按太衝對湧泉、公孫、然谷、照海、三陰交、地機、陰陵泉、曲泉（均雙側），各約1分鐘。然後，雙手拇指相對橫推足弓部經筋（從內下方往外上方推或用肘部）並彈撥之，反覆3～5遍。最後，一手固定足部，另一手按揉、推擦湧泉——公孫——然谷——照海——三陰交——地機——陰陵泉——曲泉穴，反覆5～8遍，以產生溫熱感為度（兩腿分別做，圖1-58）。

【臨床作用】

增強三臟功能，疏肝理氣，補腎益脾，利化水濕，固本益腸。對降血脂、降血糖、提高機體免疫力有重要意義。

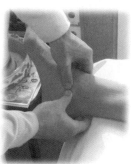

點按公孫、照海

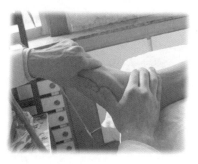

推足弓

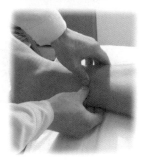

點按三陰交

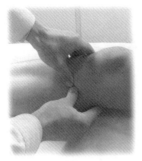
點按陰陵泉

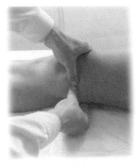
點按曲泉

圖1-58　足三陰經疏理法

（六）陰陽蹻脈疏理法

【動作要領】

患者仰臥位，醫生雙手拇指、食指逐一相對點按申脈對照海、崑崙對太谿、絕骨對三陰交、陽陵泉對陰陵泉，配合震顫手法各約1分鐘。然後雙手相對按揉、推擦雙下肢內外踝後下方（外側申脈、崑崙，內側照海、太谿），並且適當彈撥之；然後向上循經按揉、推擦絕骨——陽陵泉，三陰交——陰陵泉，反覆5～8遍，以產生溫熱感為度（圖1-59）。

【臨床作用】

補益肝、脾、胃，理筋通經、輕健肢體，對下肢酸沉、乏力、行走不靈活有明顯療效。

可配合循雙下肢足太陽經行點按、推拿手法，療效

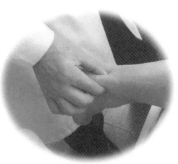
按揉崑崙對太谿

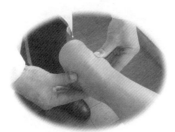
按揉申脈對照海

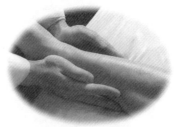
推擦足內、外踝

圖1-59　陰陽蹻脈疏理法

更佳。

（七）五臟俞穴加膈俞穴疏理法

【動作要領】

患者取俯臥位。在肺俞、心俞、膈俞、肝俞、脾俞、腎俞6穴位行點按、震顫揉捏手法，各約1分鐘。腎俞——脾俞——膈俞——心俞——肺俞，行推擦手法2～5分鐘，以產生溫熱感為度。若為熱證，僅行拿捏手法也可以（起痧最好，圖1-60）。

虛證、寒證以按揉、推擦手法為主，拿捏手法為輔；實證、熱證以按揉、拿捏手法為主，推擦手法為輔；瘀證則以按揉、拿捏、推擦手法搭配應用為妙；筋結病灶則以按揉、切撥或彈撥、拿捏、推擦手法搭配應用為佳。

【臨床作用】

激發經氣，加強五臟功能，調理周身氣血，疏理背腰部經筋，解表散寒、祛風除濕、鬆筋

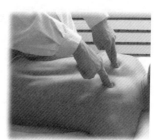
點按肺俞

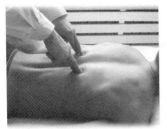
點按肝俞

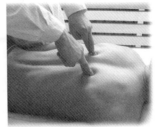
點按心俞

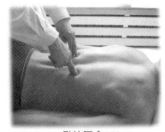
點按膈俞

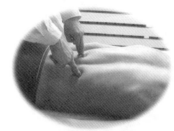
點按腎俞

圖1-60　五臟俞穴加膈俞穴疏理法

散結、消瘀止痛。能宣降肺氣、消心寧神、疏肝理氣、健脾利濕、補腎助陽、活血通瘀，對提高機體免疫力有重要意義。

（八）五臟募穴加中脘疏理法

【動作要領】

患者取仰臥位，點按、推揉中府（肺募穴）——巨闕（心募穴）——期門（肝募穴）——章門（脾募穴）——京門（腎募穴），各約1分鐘。然後沿劍突下季肋弓，用雙手掌根部或魚際行推擦手法，反覆5～8遍，以熱透為度（圖1-61）。可酌情配合拿捏手法。應用時點按腑會（胃募）中脘，效果更好。

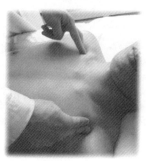

點按中府

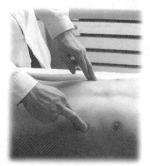

點按期門

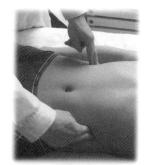

點按章門

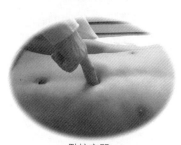

點按京門

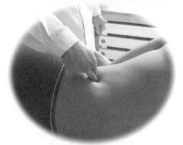

點按巨闕

圖1-61　五臟募穴疏理法

　　虛證、寒證以按揉、推擦手法為主，拿捏手法為輔；
實證、熱證以按揉、拿捏手法為主，推擦手法為輔；瘀證
則以按揉、拿捏、推擦手法搭配應用為妙；筋結病灶則以
按揉、切撥或彈撥、拿捏、推擦手法搭配應用為佳。

【臨床作用】

同五臟俞穴疏理法，可以聯合應用，效果更佳。能清心安神、疏肝解鬱、健脾和胃、益肺降逆、補腎固精。

(九)壓缺盆、推中府疏理法

【動作要領】

點穴按壓鎖骨上缺盆穴，使肩臂部有麻感為佳，約30秒。然後，橫推鎖骨下緣經筋，行彈撥、推揉手法，之後按壓中府穴，使肩臂部有麻感為佳，操作2～5分鐘（圖1-62）。

【臨床作用】

寬胸理氣，舒經活絡，解筋散結，調理手足陽明經及手太陰經。對手、臂、肩部疾病（肩凝症、網球肘、彈響指）及胸悶、咳喘、脘腹疼痛等，均有理想療效。

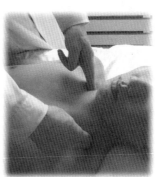

點按缺盆

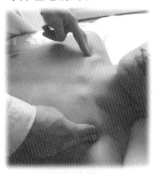

點按中府

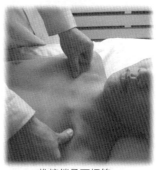

推擦鎖骨下經筋

圖1-62　壓缺盆、推中府疏理法

（十）按魚際、推合谷疏理法

【動作要領】

用一手拇指、食指鉗式對按合谷、魚際穴約1分鐘，再用食指按壓住魚際穴，配合點穴、震顫手法。拇指從掌指關節處向虎口底部推按2～5分鐘（圖1-63）。

此手法在調理手陽明經及手太陰經的同時，還刺激了「全息掌骨」。

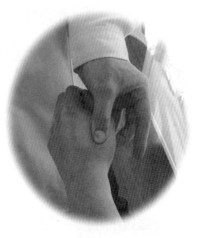

圖1-63　按魚際、推合谷疏理法

【臨床作用】

清熱解表，行氣止痛，宣肺降逆，對各種疼痛、頭面疾病、肺胃疾病，均有理想療效。

（十一）肩井（肩頸部經筋）疏理法

【動作要領】

對肩頸部經筋（斜方肌、提肩胛肌、岡上肌），行點穴按揉、拿捏、推擦手法，操作2～5分鐘，然後左右旋扳頸椎，整復紊亂關節（圖1-64）。

【臨床作用】

活血通絡，疏肝理氣，解筋散結，調理手三陽經。對肩、頸、背部經筋受病所導致的疼痛，對風痰阻絡、肝胃

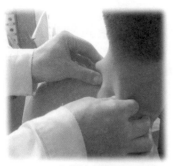

拿捏斜方肌

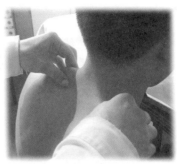

拿捏肩井

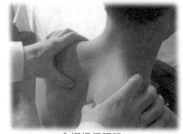

拿捏提肩胛肌

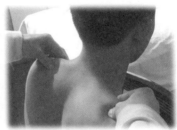

拿捏網上肌

圖1-64　肩井疏理法

不和所導致的頭痛、眩暈、胸悶、心悸等均有理想療效。

（十二）上肢、下肢同名經疏理法

【動作要領】

（1）如果上肢經脈、經筋部位出現病症時，在用上肢經脈、經筋穴位治療時，亦可配合應用下肢同名經筋、經脈來施治。施行點按穴位、推擦經筋手法，可使療效大增（圖1-65）。

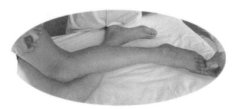

捏揉手足第2指(趾)兩側末端經筋

（2）如果臟腑有病時，應用上、下肢同名經脈、經筋穴位，同時施治，亦可使療效大增。

【注意】

治療內臟疾病及腰背部、胸腹部經筋經脈病症，取經筋、經穴時，重點用肘關節和膝關節以下經筋、經穴，療效才佳。

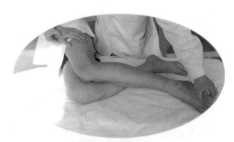

按揉合谷和內庭

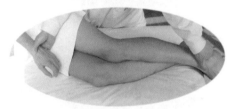

按柔陽谿和解谿

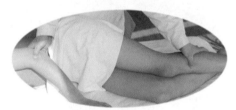

按揉曲池和足三里

圖1-65　上肢、下肢同名經疏理法

（十三）陰陽經疏理法（表裡經疏理法）

陰陽經皆有表裡聯繫，成對存在。在進行易經筋手法推拿時，可以表裡陰陽經同時對應進行。例如，如上所述手厥陰經與手少陽經，同時循兩經對應做螺旋形按揉、拿捏、推擦手法。這樣，既有利於疏理經筋疾病，又有利於調治經脈所對應的臟腑疾病，使經筋與經氣同時得以調理，能起到事半功倍、相得益彰的效果（圖1-66）。

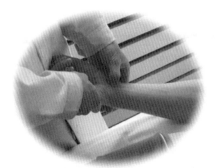

相對按揉大陵和陽池

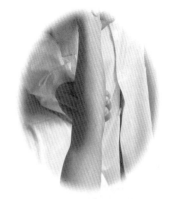

相對按揉手厥陰經和手少陽經

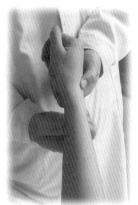

相對按揉內關和外關

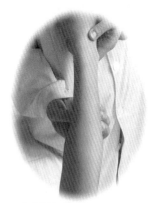

相對按揉郄門和三陽絡

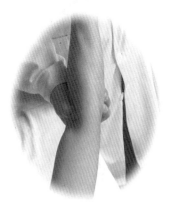

相對按揉曲澤和天井

圖1-66　陰陽經疏理法

(十四)枕下線疏理法

【動作要領】

在頸、枕部連接處（風府——天柱——風池——完骨）經筋，行點穴、按揉、拿捏手法，操作2～5分鐘。然後，一手卡住風池穴附近，另一手卡住眶上緣（攢竹附近），雙手輕輕用力上推5秒，反覆3～5次。再左右旋扳、擺動頭頸部，約10秒（圖1-67）。

【臨床作用】

祛風清熱，通絡活血，解筋散結，健腦開竅，祛除頭面部的風痹。可治療各種頭痛、眩暈、半身不遂、咽喉腫痛等。

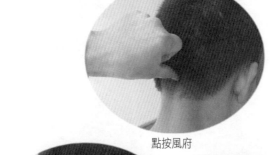

點按風府

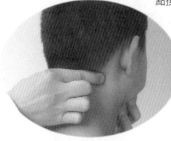

拿捏風池、完骨

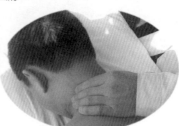

舒緩頸部經筋

圖1-67　枕下線疏理法

（十五）坐骨神經疏理法

【動作要領】

首先，用手指或肘尖點穴、推撥、按壓秩邊、環跳穴，以產生下肢放射感。然後，按壓殷門、委中、承山、飛揚，以產生下肢放射感，每穴按壓約5秒，配合點穴震顫手法，反覆3～5次。從殷門至飛揚穴經筋橫向推拿、縱向推擦之（圖1-68）。

【臨床作用】

行氣，活血，止痛，對頭、頸、背、腰、腿疾病，均有理想調解功效。

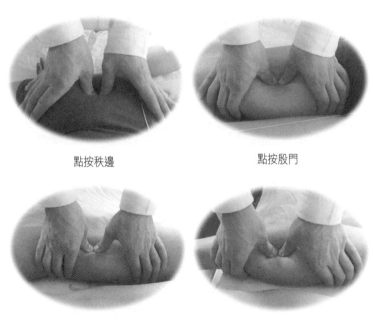

點按秩邊　　　　　　　　　點按殷門

點按委中　　　　　　　　　點按承山

圖1-68　坐骨神經疏理法

五、疾病在經筋上的反應點

(一)各種疾病在經脈和經筋上的病態筋結點

在多年的臨床實踐中，筆者根據恩師的指導，把易經筋推拿療法的所用穴位做個歸納。這裡所指易經筋推拿用穴，多指經筋上用手指點、按、揉時，指下可觸摸到結節狀或條索狀病態筋結物，並且，大多伴有較強的壓痛敏感反應。有些在經脈腧穴上，有些只在循行經筋上出現一處或多處病狀結節點或條索狀筋結物，筆者把它們簡稱為「筋結點」。下面，把常見疾病在臨床上的筋結點做個簡單介紹（註：頸、胸、腰、骶椎旁經筋線上的筋結點多見於椎旁0.5～1.5寸之間，表1-1）。

表1-1 常見疾病推拿取穴(筋結點)

疾 病	取穴（筋結點）
慢性支氣管炎	中府、膻中、膏肓 胸椎2～4旁經筋線上的筋結點（多見於肺俞處）
哮 喘	中府、膻中、大椎 胸椎2～4旁經線上的筋結點（多見於肺俞處）
高血壓	肝俞、厥陰俞、湧泉 通頂經筋線上的筋結點（多見於百會處）、頸椎旁經筋線上的筋結點（頸椎6～7旁1寸有降壓穴）
慢性冠狀動脈粥樣硬化性心臟病	巨闕、郄門 胸椎5～6旁經筋線上的筋結點（多見於心俞處）、足弓經筋線上的筋結點

疾 病	取穴（筋結點）
胃脘痛	梁丘、內關 三脘（上、中、下）經筋線上的筋結點、胸椎11～12旁經筋線上的筋結點（多見於脾俞、胃俞處）
胃潰瘍	上脘 胸椎11～12膀經筋線上的筋結點、足三里至上巨虛經筋線上的筋結點（此經筋線，筆者自命名「胃腸經筋線」）
十二指腸球部潰瘍	右梁門 三脘（上、中、下）經筋線上的筋結點、胸椎8～11旁經筋線上的筋結點
慢性腹瀉	天樞、脾俞、足三里 肚臍上下3寸經筋線上的筋結點、腰骶椎旁經筋線上的筋結點（多見於小腸俞、大腸俞處）
便 秘	支溝、大腸俞 天樞上下2寸經筋線上的筋結點、肱橈經筋線上的筋結點（溫溜至曲池之間）
脂肪肝	中都、期門 胸椎4～9旁經筋線上的筋結點、足背第1、第2掌趾間經筋線上的筋結點（太衝與行間之間，筆者自命名「理肝經筋線1」）
膽道疾病	日月、膽囊穴 胸椎9～10旁經筋線上的筋結點
脅肋病	期門 胸椎7～10旁經筋線上的經筋穴、陽陵泉下經筋線上的筋結點
糖尿病	內關、腎俞 胸椎7～9旁經筋線上的筋結點（此經筋線，筆者自命名「降糖經筋線1」）、中脘與左側4寸處經筋

承門
中醫推拿寶典

疾 病	取穴（筋結點）
	（自命名「降糖經筋線2」）、肚臍上下3寸經筋線上的筋結點（此經筋線，筆者自命名「補元經筋線」）、足弓經筋線上的筋結點、脛骨內側經筋線上的筋結點
老年尿失禁	百會、腎俞、八髎穴 下焦經筋線上的筋結點（氣海與曲骨之間）、足內踝後經筋線上的筋結點（太谿與復溜之間經筋線，筆者自命名「補腎經筋線」）
癃　閉	中極、陰陵泉、會陰 骶旁經筋線上的筋結點、膝股內側經筋線上旳筋結點（曲泉與足五里之間經筋線，筆者自命名「理肝經筋線2」）
前列腺炎	腎俞、中極及會陰、三陰交 足內踝後經筋線上的筋結點（太谿與復溜之間經筋線，筆者自命名「補腎經筋線」）
慢性腎炎	腎俞、水分、三陰交 臍周筋結點、足內踝後經筋線上的筋結點
遺精、陽痿、早泄	關元、腎俞、八髎 足內踝後經筋線上的筋結點、通頂經筋線上的筋結點（多見於百會處）
小兒遺尿	腎俞、中極、膀胱俞 足內踝後經筋線上的筋結點
小兒疝氣	臍下筋結點、小腸俞、關元俞 足背第1、第2掌趾間經筋線上的筋結點、膝內側筋結點（曲泉）
闌尾炎	闌尾穴、水分 天樞上下2寸經筋線上的筋結點（此經筋線，自名名「通腹經筋線」）、腰椎4、5旁筋結點

疾　病	取穴（筋結點）
痔　瘡	大腸俞、承山、孔最 骶旁經筋線上的筋結點、齪交上結節
脫　肛	大腸俞、百會、天樞 骶旁經筋線上的筋結點、足弓經筋線上的筋結點
月經不調	三陰交、中都、地機 足內踝後經筋線上的筋結點、足弓經筋線上的筋結點
痛　經	關元、八髎、三陰交 足內踝後經筋線上的筋結點、足弓經筋線上的筋結點
乳腺炎	乳根、天宗、肩井 足背第1、第2掌趾間經筋線上的筋結點
乳腺增生	乳癖穴、肩井、中府、至陽 胸椎7～9旁經筋線上的筋結點、足背第1、第2掌趾間經筋線上的筋結點
婦科盆腔炎	八髎、三陰交 下焦經筋線上的筋結點（氣海與曲骨之間）、足內踝後經筋線上的筋結點（太谿與復溜之間經筋線，筆者自命名「補腎經筋線」）
咽喉、扁桃體炎	魚際、列缺、肺俞 頸椎旁經筋線上的筋結點（C5、C6旁）、足內踝後經筋線上的筋結點（太谿與復溜之間）
甲狀腺囊腫、結節	病灶穴、大杼 頸椎旁經筋線上的筋結點（C4、C5旁）、三脘經筋線上的筋結點、足背第1、第2掌趾間經筋線上的筋結點、脛骨外側（足三里至上巨虛之間）經筋線上的筋結點
蕁麻疹、皮膚瘙癢、濕疹	血海、曲池、脾俞 胸椎1～3旁經筋線上的筋結點（多見於風門、肺俞附近）、胸椎6～8旁經筋線上的筋結點（多見於膈俞附近）、肚臍上下3寸經筋線上的筋結點

疾病	取穴（筋結點）
血栓性脈管炎	病灶筋結點、心俞、膈俞、脾俞 肚臍上下3寸經筋線上的筋結點、足背第1、第2掌趾間經筋線上的筋結點、足弓經筋線上的筋結點
貧血	膈俞、心俞、足三里 足弓經筋線上的筋結點、胸椎9～11經筋線上的筋結點
神經血管性頭痛	病灶筋結點、風池 頸椎旁經筋線上的筋結點（C2、C3處多見）、胸椎9～10旁經筋線上的筋結點、足背第1、第2及第4、第5掌趾間經筋線上的筋結點
神經性嘔吐	上脘、胃俞、膈俞、內關 足弓經筋線上的筋結點
耳鳴、耳聾	聽宮、翳風、厥陰俞、百會 上肢前臂外側經筋線上的筋結點（陽池至三陽絡之間經筋線，自命名「三焦經筋線」）、足背第1、第2和第4、第5掌趾間經筋線上的筋結點
癲癇	厥陰俞、肝俞、膻中 三脘經筋線上的筋結點、足背第1、第2掌趾間經筋線上的筋結點、後谿經筋線上的筋結點
癔病	心俞、膻中、百會 三脘經筋線上的筋結點、足背第1、第2掌趾間經筋線上的筋結點、前臂內側正中（大陵至郄門）經筋線上的筋結點
失眠	心俞、膻中 頸椎旁經筋線上的筋結點、通頂經筋線上的筋結點、催眠經筋線（神門至靈道之間）上的筋結點
肌肉抽筋	胃俞、陽陵泉 三脘經筋線上的筋結點、足弓經筋線上的筋結點

承門
中醫推拿寶典

疾　病	取穴（筋結點）
面　癱	牽正穴、肝俞 枕下經筋線（風池至翳風處）上的筋結點
中風偏癱	健側顳部病灶筋結點、脾俞、腎俞、大杼 上肢前臂肱橈肌經筋線上的筋結點、下肢脛骨外側（足三里至上巨虛）經筋線上的筋結點、通頂經筋線上的筋結點、手足五（指）趾間經筋線上的筋結點、足內外踝下後經筋線上的筋結點
胸腔痛	膻中、肺俞 前臂內側正中經筋線上的筋結點、足弓經筋線上的筋結點
胸脇痛	病灶筋結點、郄門 胸椎3～7旁經筋線上的筋結點
上肢痹證	病灶筋結點、外關、秉風 肩井及肩髃處筋結點，天宗、肩貞和膏肓處筋結點
下肢痹證	病灶筋結點、陽陵泉、腰眼 秩邊及環跳處筋結點
腰椎間盤突出症	膽俞、病灶筋結點、秩邊、環跳 風市和陽陵泉處筋結點（足少陽經），膝膕窩和承山處筋結點（足太陽經），足外踝後經筋線上的筋結點，足五趾間經筋線上的筋結點
肩背痛	天宗、肩井 秉風處筋結點、胸椎旁經筋線上的筋結點
鼻炎、副鼻竇炎	迎香、肺俞 頸椎旁經筋線上的筋結點（多見於C5、C6旁）、通頂經筋線上的筋結點（多見於神庭、上星處）
落　枕	病灶筋結點、落枕穴 頸椎旁經筋線上的筋結點（多見於C5、C6旁）

第一部分　推拿手法概述

疾　病	取穴（筋結點）
口腔潰瘍	風池、腎俞、肝俞
中耳炎	耳周病灶筋結點、風池 頸椎旁經筋線上的筋結點（多見於C2、C3旁）、手足背第1、第2指（趾）間筋結點
視神經萎縮	風池、腎俞、肝俞 陽陵泉至絕骨經筋線上的筋結點、頸椎旁經筋線上的筋結點、足背第1、第2掌趾間經筋線上的筋結點
踝關節扭傷	病灶筋結點、陽池（外踝扭傷）、大陵（內踝扭傷） 陽陵泉至絕骨經筋線上的筋結點（外踝扭傷）、陰陵泉至三陰交經筋線上的動結點（內踝扭傷）
足跟痛	病灶筋結點、風池、大陵 腓腸經筋線上的筋結點、足內外踝後經筋線上的筋結點
眼　疾	風池、肝俞 頸椎旁經筋線上的筋結點（多見於C3、C4旁）、眉弓經筋穴、足背第1、第2掌趾間經筋線上的筋結點
頸椎病	病灶筋結點、肩井、列缺 足外踝後經筋線上的筋結點
彈響指	病灶筋結點、手三里、中府 胸椎3～7旁經筋線上的筋結點、足弓經筋線上的筋結點（多見於公孫處）
肋軟骨炎	病灶筋結點、郄門、陽陵泉 胸椎3～7旁經筋線上的筋結點、足背第1、第2掌趾間經筋線上的筋結點
骶髂關節炎	病灶筋結點、大杼、陽陵泉 膝膕窩和承山附近筋結點、足外踝後經筋線上的筋結點

疾病	取穴（筋結點）
肱骨內、外上髁炎	病灶筋結點、中府、天宗 循病灶上、下經筋線上的筋結點
腰肌勞損	膈俞、腎俞、大腸俞 膝膕窩和承山附近筋結點、足外踝後經筋線上的筋結點
肩周炎	病灶筋結點（肩前、肩峰下、肩後）、手三里 頸椎旁經筋線上的筋結點、下肢脛骨外側陽陵泉至懸鐘之間經筋線上的經筋穴

（二）頸椎、胸椎、腰骶椎錯位及附近經筋病變對應疾病表（表1-2）

表1-2 脊椎錯位及附近經筋病變對應疾病表

脊椎	疾病
頸椎C1棘突偏移及突旁經筋病變	失眠、脫髮、癲癇
頸椎C2棘突偏移及突旁經筋病變	頭痛
頸椎C3棘突偏移及突旁經筋病變	口腔潰瘍、耳疾
頸椎C4棘突偏移及突旁經筋病變	遠視、近視、散光、結膜炎、甲亢
頸椎C5棘突偏移及突旁經筋病變	咽喉痛、失音
頸椎C6棘突偏移及突旁經筋病變	鼻炎、高低血壓
頸椎C7棘突偏移及突旁經筋病變	咳喘病、上肢疼痛及麻痺
胸椎T1棘突偏移及突旁經筋病變	全身關節痛、肢體麻木、肩脊痛
胸椎T2棘突偏移及突旁經筋病變	發熱、感冒、全身酸痛
胸椎T3棘突偏移及突旁經筋病變	咳喘病（對應手太陰經）
胸椎T4棘突偏移及突旁經筋病變	咳喘病、失眠、胸悶痛（對應手厥陰經）
胸椎T5棘突偏移及突旁經筋病變	心臟病、失眠、精神病（對應手少陰經）

承門
中醫推拿寶典

脊椎	疾病
胸椎T6棘突偏移及突旁經筋病變	皮膚病、脫髮、呃逆
胸椎T7棘突偏移及突旁經筋病變	皮膚病、血液病、呃逆
胸椎T8棘突偏移及突旁經筋病變	皮膚病、胰腺病、糖尿病、食道病
胸椎T9棘突偏移及突旁經筋病變	肝膽病、胸脅痛、眼病（對應足厥陰經）
胸椎T10棘突偏移及突旁經筋病變	肝膽病、失眠（對應足少陽經）
胸椎T11棘突偏移及突旁經筋病變	脾胃病、消化不良（對應足太陰經）
胸椎T12棘突偏移及突旁經筋病變	脾胃病、消化不良（對應足陽明經）
腰椎L1棘突偏移及突旁經筋病變	水腫、二便不利（對應手少陽經）
腰椎L2棘突偏移及突旁經筋病變	腎病、前陰病（對應足少陰經）
腰椎L3棘突偏移及突旁經筋病變	婦科病
腰椎L4棘突偏移及突旁經筋病變	大腸病、闌尾炎、下肢癱瘓或疼痛（手陽明經）
腰椎L5棘突偏移及突旁經筋病變	肛門病、下肢痛（坐骨神經痛）
骶椎S偏移及突旁經筋病變	男科、婦科病、婦人貧血（S1棘突旁對應手太陽小腸經） 男科、婦科病、坐骨神經痛（S2棘突旁對應足太陽膀胱經）

註：經筋病變即經筋上出現病態結節狀或條索狀筋結物（多有敏感壓痛反應，大都在脊椎旁0.5～1.5寸經筋線上）。在臨床診治時，如果發現脊椎關節有錯位現象，一定要在疏解經筋的同時，整復錯位關節。

第二部分

常見疾病易經筋
推拿療法

一、胞輪振跳（眼皮跳）

　　胞輪振跳又稱脾輪振跳，俗稱眼皮跳。胞輪振跳是指眼瞼不能自控地抽搐跳動，臨床上頗多見。其發病原因多為心脾血虛，筋肉失養而跳動；或肝虛血少，虛風內動，牽拽眼瞼而振跳。患眼上瞼或下瞼，或上下瞼同時跳動，時作時止，時頻時疏，常於過度勞累、久用視力及睡眠不足時症狀加重。雙眼外觀常正常。

1.心脾血虛

　　眼瞼不能自控地振跳，勞累時加重，或兼見心煩失眠，怔忡健忘，食少體倦，舌質淡或淡紅，苔薄白，脈細弱。此乃心脾血虛，血不榮筋，筋肉失養而跳動。

2.血虛生風

　　眼瞼頻頻振跳，或與面額、口角等相引，不能自控。或兼見眩暈耳鳴，心煩失眠，舌質淡，苔薄白，脈細弱。此乃肝脾氣血虧虛，血虛生風，虛風內擾所致。

易經筋推拿療法

【易筋通經手法】

　　（1）首先檢查患者頸椎第2～第4關節紊亂情況，若有，用手法牽引旋側扳整復之（參考臨床推拿手法的頸椎整復及經筋疏理方法）。

　　（2）循患者雙側面、頭、頸、肩、臂、手部手三陽經，行理筋疏導經氣手法施治（參考十二經脈與十二經筋

疏通法）。

（3）對患者頸椎附近經筋結節點及條索狀物（筋結點）、風池、完骨（均取患側），行：①點按震顫（激發經氣）手法。②按揉理筋（疏筋）手法。③拿捏養筋手法。操作3～5分鐘。

（4）可採取下列手法：①推天門：印堂——神庭——上星——百會。②推眉弓：眶上緣——太陽——曲鬢穴。③五臟俞疏理法：腎俞——脾俞——肝俞——心俞——肺俞。

（5）**三陰經疏理法：**推足弓——照海——三陰交。

【穴位點按手法】

點按雙側太衝、內庭、足三里，各約1分鐘。

穴位見圖2-1，手法舉例見圖2-2、圖2-3。

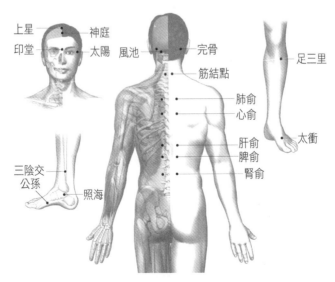

圖2-1　胞輪振跳取穴

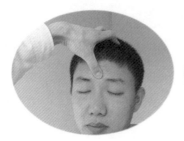 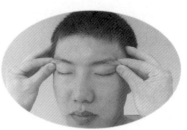

圖2-2　推天門　　　　　　圖2-3　推眉弓

【承門絕技】

心門穴點（小海穴下1寸尺骨緣敏感點）：點穴（細頻震顫點按）、按揉5～10分鐘。取健側穴位。

二、近　視

近視是一種屈光不正的眼病，是指視野、物距較正常人小，視近物則仍可正常或稍差，視遠物則模糊不清，外眼檢查無異常發現。本病多發生於青少年，多有不適當使用眼力或有家族史。古稱之為「能近怯遠」症，多因先天稟賦不足，目失所養而發病。

1.心陽衰弱

視力下降，能近怯遠，心悸氣短，自汗，四肢不溫，形寒畏冷，舌淡，脈細弱。此因心陽不足，失於主血脈上榮於眼所致。

2.肝腎不足

視力減弱，遠視力差，近視力尚可，頭暈目眩，心煩難寐，或見腰疲腿軟，耳聾耳鳴，舌紅苔薄，脈沉細數。

此因肝腎不足，目失所養之故。

易經筋推拿療法

【易筋通經手法】

（1）首先檢查患者頸椎2、3節紊亂情況，若有，用斜扳手法整復之（參考臨床推拿手法的頸椎整復及經筋疏理方法）。

（2）循患者手足少陽經、足太陽經、足厥陰經，施行理筋疏導經氣手法施治（參考十二經脈與十二經筋疏通法）。

（3）頸椎突旁結節點或條索狀物（筋結點）、風池（雙側），施行：①點按震顫（激發經氣）手法。②按揉理筋（疏筋）手法、切撥分筋手法。③拿捏養筋手法。操作3～5分鐘。

（4）可採取下列手法：①眶上緣疏理法：睛明——攢竹——魚腰——絲竹空。②眶下緣疏理法：承泣——瞳子髎——太陽。③五臟俞疏理法：腎俞——脾俞——肝俞——心俞——肺俞。④三陰經疏理法：公孫——照海——三陰交——曲泉。

【穴位點按手法】

點按合谷、神門、翳明（均取雙側），各約1分鐘。

穴位見圖2-4，手法舉例見圖2-5、圖2-6。

【承門絕技】

光明、解谿：點穴（細頻震顫點按）、按揉，各5～10分鐘。均取雙側穴位。

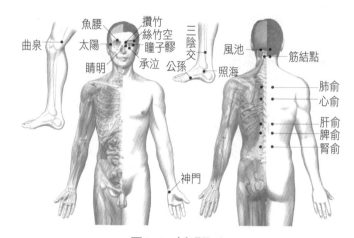

圖2-4　近視取穴

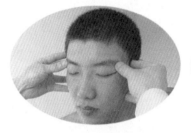

圖2-5　眶上緣疏理法

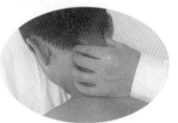

圖2-6　拿風池

治　驗

　　劉某，女，19歲。雙目不能遠視已6年。眼脹，眼珠易於疲勞，舌質淡紅，苔少薄白，脈弦細。經上述療法20次治療而癒，隨訪1年，療效鞏固。

　　按語：取足太陽經穴睛明、攢竹，因其脈起於目內眥，經筋結於目上綱，按之能疏通脈絡，清利頭目。五俞穴、三陰疏理法及合谷穴，按之濡養筋脈之氣血。足少

陽、足厥陰經散於目系，肝經連目系，肝膽經脈相通，取此數穴，疏通經絡，氣血得調，使目有所養，其病自然而癒。

三、上瞼下垂

上瞼下垂是指由於上眼瞼提肌功能不全或喪失，以致上眼瞼不能提起或提起不全，遮蓋全部或部分瞳孔而發生視力障礙。患者常皺起前額皮膚，提高眉部，借用前額肌開大瞼裂，常抬頭仰視。可單側或雙側發病。

本病中醫稱上胞下垂、瞼廢。認為其發病原因為先天稟賦不足，脾腎陽虛；或中氣不足，筋肉失養，瞼肌無力；或肝虛血少，風邪外襲，客於眼瞼，筋肉弛而不收。

1.先天不足

上眼瞼下垂與生俱來，多雙眼發病，常伴有小眼球、小瞼裂等其他先天異常。此乃先天稟賦不足，瞼肌發育不全所致。

2.中氣不足

上眼瞼下垂早晨較輕，午後加重，休息後好轉，連續瞬目時立刻加重，症狀重者眼球轉動不靈，複視等。或並有周身乏力，甚則吞嚥困難、呼吸困難等症狀。此乃素體脾虛氣弱，中氣下陷，清氣不升，瞼肌失養而不能上舉。

3.肝虛血少

病發突然，常於睡眠醒後發現上眼瞼下垂、眼球轉動欠靈活、複視、頭暈眼花、步履不穩等症狀。舌質暗淡，

苔薄白，脈沉細無力。此乃肝虛血少，筋肉失養，突受風邪侵襲，眼部經絡血脈阻滯所致。

易經筋推拿療法

【易筋通經手法】

（1）首先檢查患者頸椎2、3、4關節錯位情況，若有，行手法頸椎旋轉側扳整復之（參考臨床推拿手法的頸椎整復及經筋疏理方法）。

（2）循患者手足陽明經、手少陽經、足三陰經，行理筋疏導經氣手法施治（參考十二經脈與十二經筋疏通法）。

（3）查找患者頸椎附近經筋結節點及條索狀物（筋結點）、三脘及臍周附近筋結點，施行：①點按（激發經氣）手法。②按揉理筋（疏筋）手法、彈撥分筋手法。③拿捏養筋、推擦溫筋手法，以產生溫熱感為度。操作3～5分鐘。

（4）可採取下列手法：①推天門：印堂——神庭——上星——百會。②推眉弓：睛明——攢竹——魚腰——絲竹空——太陽。③五臟俞疏理法：腎俞——脾俞——肝俞——心俞——肺俞。

（5）枕下線疏理法：完骨——風池——天柱——風府，行推拿手法。

【穴位點按手法】

點按內關、公孫，各約1分鐘。

穴位見圖2-7，手法舉例見圖2-8～圖2-10。

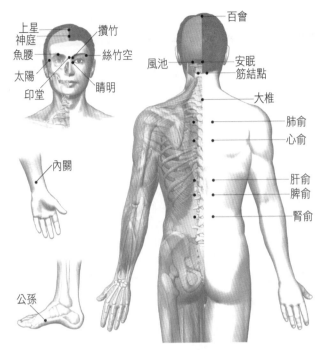

圖2-7 上瞼下垂取穴

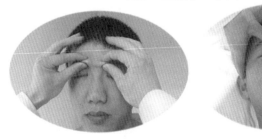

圖2-8 推眉弓

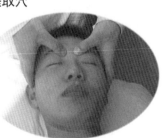

圖2-9 按攢竹

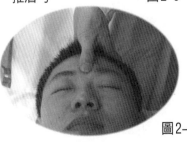

圖2-10 按印堂

121

【承門絕技】

健側靈谷穴（合谷穴上方骨叉間敏感點）、中渚穴、患側足臨泣：點穴（細頻震顫點按）、按揉，各5～10分鐘。

治　驗

姜某，男，35歲，公司職員。雙目上眼瞼下垂半年餘，睜眼無力，頭暈，乏力。檢查：雙側上眼瞼下垂，面色萎黃，形寒肢冷，脈細軟，舌淡苔薄。診斷：眼瞼下垂。依上述療法施治，每日1次，治療10次痊癒。

按語：本病屬中醫「上胞下垂」範疇，命門火衰，脾陽不足型（眼瞼屬脾，脾虛則肌萎不用），治則為補腎溫脾。疏通頭面頸部經筋，整復頸椎，通調面額部氣血；疏理足三陰經筋，補益脾腎經氣，調補肝腎，兼顧驅散寒邪，終獲痊癒。

四、耳聾、耳鳴

耳聾是指聽力減退或完全喪失，聽聲音發生困難；耳鳴是指耳內自覺有異常聲響，蟬噪有聲。兩者均為聽覺異常的表現。耳朵疾患、顱神經病變或外傷等都有可能出現耳聾、耳鳴。中醫認為，少陽經氣閉阻或腎氣虛弱是其主要病因。

1.風邪外襲

耳聾耳鳴，耳內如塞，痛惡風，或有寒熱，苔薄脈

浮。多因風邪阻遏少陽經氣所致。

2.肝膽火盛

耳聾耳鳴，口苦咽乾，頭痛目赤，煩躁易怒，舌紅脈弦。多因肝膽風火上逆，少陽經氣閉阻不通而發病。

3.痰火鬱結

耳聾耳鳴，痰多胸悶，苔黃膩，脈弦滑。多因痰熱鬱結，壅遏清竅所致。

4.心腎虛弱

耳聾耳鳴，入夜尤甚，頭暈目眩，腰疲腿軟，心悸不寐，脈細無力。多因心腎不足，精氣不能上達於耳所致。

易經筋推拿療法

【易筋通經手法】

（1）首先檢查患者頸椎4、5、6節紊亂情況，若有，用牽引旋轉側扳手法整復之（紊亂位置多在頸椎3～6節）。

（2）循面、頭、頸、肩、臂、手部手三陽經、手厥陰經，行理筋疏導經氣手法施治。

（3）尋找頸椎棘突旁結節點或條索狀物（筋結點）、風池、完骨（雙側），施行：①點按（激發經氣）手法。②按揉理筋（疏筋）手法、切撥分筋手法。③拿捏養筋手法。操作3～5分鐘。

（4）**五臟俞疏理法**：腎俞——脾俞——肝俞——心俞——肺俞。

三陰經疏理法：公孫——照海——三陰交——曲泉。

耳周八穴疏理法。

【穴位點按手法】

（1）乳突部反覆食指敲擊9次，然後捏鼻閉口深吸氣鼓耳9次，再用手掌擦乳突部9次。

（2）點按百會、四神聰、足臨泣、丘墟，各約1分鐘。穴位見圖2-11，手法舉例見圖2-12、圖2-13。

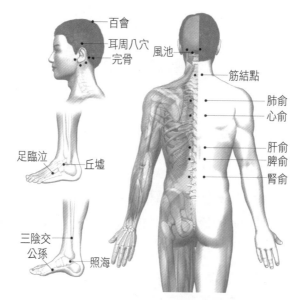

圖2-11　耳聾、耳鳴取穴

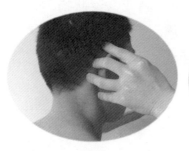

圖2-12　耳周八穴疏理法

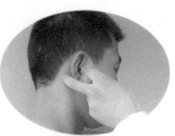

圖2-13　按完骨

【承門絕技】

靈谷、中渚：點穴（細頻震顫點按）、按揉，各5～10分鐘。均取雙側穴位。

五、面 癱

面癱又叫「歪嘴巴」，表現為口眼喎斜或面神經麻痺，亦可稱為面神經炎。有二周圍性和中樞性之別，這裡僅談周圍性面癱。周圍性面癱是指原因不明、急性發病的單側周圍性面神經麻痺，屬常見病。

從中醫學的角度認識，面癱的病因多為外感風寒之邪上擾頭面空竅，引發頸後上方的疼痛、緊張，以致筋脈失養，風痰阻塞頭面而發病。

任何年齡均可發病，男性略多，發病前多有疲勞後乘車開窗、窗下入睡等受涼史。病初可有耳後或乳突區的疼痛、緊張，1～2日出現面部表情肌的癱瘓，3～4日達高峰。患者在洗漱、照鏡子時發現面肌不適，或是進食時食物滯留頰齒之間，自查可見口角喎斜而就診。

表現為一側的面部表情肌癱瘓，額紋減少或消失、不能皺額蹙眉、眼裂不能閉合或閉合不全。鼻唇溝變淺、口角下垂，露齒時口角歪向健側；因口輪匝肌癱瘓，鼓氣或吹口哨時漏氣；又因為頰肌癱瘓，食物易滯留於病側的齒頰之間。

查其頭頸的後部，多有乳突、頸椎2橫突部的水腫和壓痛等，其頸椎上段的偏歪亦較為明顯。

易經筋推拿療法

【易筋通經手法】

（1）首先檢查患者頸椎1～4的錯位情況，若有，用頸椎旋轉側扳手法整復之（參考臨床推拿手法的頸椎整復及經筋疏理方法）。

（2）循患者雙側手陽明經、少陽經，行理筋疏導經氣手法（參考十二經脈與十二經筋疏通法），健、患側同時做。

（3）尋找患側耳周附近筋結點（面部不適點）、太陽穴，施行：①點按（激發經氣）手法。②按揉理筋（疏筋）手法。③推擦養筋（溫筋）手法，以產生溫熱感為度。操作3～5分鐘。

（4）推天門：印堂——神庭——百會及推眶上下緣。

（5）枕下線疏理法。

【穴位點按手法】

點按健側肩井、合谷、足三里，各約1分鐘。

穴位見圖2-14，手法舉例見圖2-15～圖2-17。

【承門絕技】

患側後谿、健側靈谷、陽陵泉（腓骨前敏感點）：點穴（細頻震顫點按）、按揉，各5～10分鐘。

治　驗

岳某，男，25歲，工人，2007年6月18日就診。左

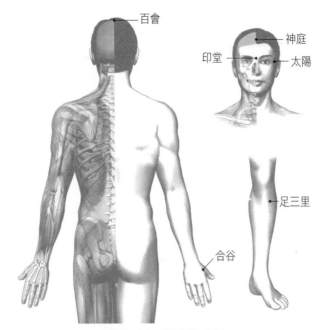

圖2-14　面癱取穴法

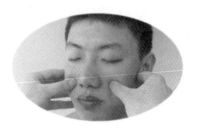

圖2-15　按筋結點

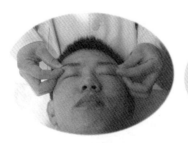

圖2-16　推眶上下緣

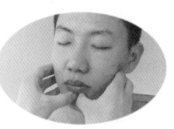

圖2-17　按面部不適點

127

側面部麻木，左目不能閉合伴鼓腮不能3天。3天前自覺汗後受風邪而出現本症，喝水左口角漏水。張口無力，不發熱，無頭痛，全身狀態良好，食睡尚可，大小便正常。查體：神清，面色正常，閉目左眼漏白睛，左側額紋消失，左側鼻唇溝變淺，左側口角略下垂，舌淡紅少苔，舌體偏右，語聲低，語言正常，脈沉緩。診斷：面癱。依上述療法施治9次而癒。

按語：本病屬中醫「中風」範疇，風寒襲絡型。治則為通經解筋，活絡祛風。疏通相關經筋，整復頸椎，以達通經活絡，醒腦安神作用，疏通氣血之功。配以推天門、推合谷及太陽穴，有通調局部經絡氣血之效。故上述方法合用，可獲良效。

六、三叉神經痛

三叉神經為混合性神經，主要為感覺神經纖維，自半月神經節分出以下3大支：①眶上神經。②眶下神經。③下頜神經。三叉神經痛即指面部三叉神經分佈區內有反覆發作的陣發性劇痛。

臨床上病人多以突發性的劇痛為特徵，常無明顯預兆，痛時有的呈針刺樣、電灼樣、刀割樣或撕裂樣的劇烈跳痛，嚴重者常伴有面部肌肉的反射性抽搐，甚至口角歪向一側。

早期突發驟停，是本病的特點之一。以後疼痛發作愈增愈烈，間歇期也愈縮愈短。病程可呈週期性發作，常在

春季或冬季發病，發病後可持續數年。

疼痛多為一側性，少數可為兩側性，以第2支（眶下神經）疼痛為多見，第3支（下頜神經）次之，第1支（眶上神經）最少見。疼痛時有特別的敏感區，稍加觸動即可引發，以口唇周圍、牙齒、牙齦、頰部等處較為常見。

體格檢查發現三叉神經痛病人一般都患有頸椎病，頸椎2～4椎體錯位，棘突偏歪，椎旁壓痛，並呈結節狀或條索狀改變。X光片可能見到椎體移位和頸椎曲度的改變（早期難以發現）。三叉神經支配的第一區域有明顯的筋結點。根據以上所見，即可確診。

易經筋推拿療法

【易筋通經手法】

（1）首先檢查患者頸椎2～4關節錯位情況，若有，行頸椎旋轉側扳手法整復之（參考臨床推拿手法的頸椎整復及經筋疏理法）。

（2）患者取坐位，循手三陽經，行理筋疏導經氣手法施治（參考十二經脈與十二經筋疏通法）。

（3）查找患者頸椎棘突附近經筋結點及條索狀物（筋結點），施行：①點按（激發經氣）手法。②按揉理筋（疏筋）手法、彈撥分筋手法。③拿捏養筋、推擦溫筋手法，以產生溫熱感為度。操作3～5分鐘。

（4）枕下線疏理法：完骨——風池——天柱——風府。

【穴位點按手法】

1.第1支疼痛

點按魚腰穴10分鐘，以局部有脹痛或電麻樣感為準，配合推合谷、按揉至陰、睛明、攢竹穴。

2.第2支疼痛

點按四白穴10分鐘，以局部有脹痛或電麻樣感為準，配合推合谷、按揉內庭、巨髎穴。

3.第3支疼痛

點按夾承漿10分鐘，以局部有脹痛或電麻樣感為準，配合推合谷、按揉太陽、下關穴。

點按刺激上述諸穴，可獲得非常滿意的療效。穴位見圖2-18，手法舉例見圖2-19～圖2-21。

【承門絕技】

患側後谿、健側靈谷穴、靈衝穴（太衝穴上方骨叉間敏感點）：點穴(細頻震顫點按)、按揉，各5～10分鐘。

治 驗

宋某，男，63歲，自述面痛1年餘。患者面痛呈陣發性，發作時痛如刀割，有燒灼感，痛勢以左側面部三叉神經第2支分佈區及第3支分佈區為甚，疼痛一般持續5～10分鐘。診斷：三叉神經痛。

患者請求推拿加針刺治療。遂對症採用上述治療手法施治。按7次疼痛消失，為鞏固療效，又按5次停止治療。2個月後，疼痛復又發作。遂改用針刺治療3次，痛止，停針後隨訪1年無復發。

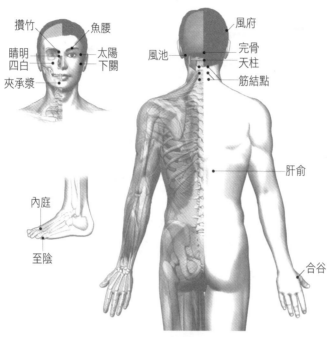

圖2-18　三叉神經痛取穴

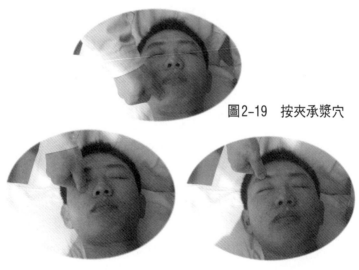

圖2-19　按夾承漿穴

圖2-20　按四白穴　　　圖2-21　按魚腰穴

【針刺處方】

第1支痛：取魚腰。

操作：從魚腰斜向下方刺入0.3～0.5寸，待局部有脹痛或觸電樣針感時，輕輕提插3～5次後留針30分鐘。

第2支痛：取四白。

操作：從四白斜向上方約45°角刺入0.5寸左右，待有觸電樣針感傳至上唇或上牙等處時，提插3～5次後留針30分鐘。

第3支痛或第2、3支同時痛。

操作：取下關，可配夾承漿。從患側下關刺入1.5寸左右，待有觸電樣針感至舌或下頜等處時，提插3～5次後留針30分鐘。

針刺下關療效欠佳時，配用夾承漿。從患側口角直下約1寸處(夾承漿)向前橫約30°角刺入0.3～0.5寸，待脹痛或觸電樣針感傳至下唇時，輕輕提插3～5次後留針30分鐘，每日或隔日針刺1次，5次為1個療程，療程間休息3天。可用電針刺激，免用手提插。

按語： 本病屬中醫「面痛」範疇，風熱夾痰，阻滯經絡型。治則為疏風散熱，滌痰通絡。

本方強調首先整復頸椎，以便解除對面部三叉神經的壓迫，配合相關經筋疏理，疏通患部經氣，以達到「通則不痛」的目的。

應用魚腰、四白、夾承漿、下關穴直接刺激三叉神經，以出現電麻感為妙，達到「氣至病所」之目的，則療效最佳。

七、慢性鼻炎

慢性鼻炎是指經常出現鼻塞、流涕、嗅覺減退為主要症狀的一種慢性鼻部疾患。鼻塞或左或右交替出現，或呈持續性，鼻內分泌物增多，也有鼻部乾燥而疼痛者，嗅覺常常有不同程度的減退。鼻檢時可發現鼻黏膜呈彌漫性充血，鼻甲腫脹，鼻腔有分泌物積聚，對血管收縮劑敏感（單純性鼻炎）；或見鼻黏膜呈暗紅色肥大腫脹而硬，對血管收縮劑不敏感，鼻塞較重，分泌物多（肥大性鼻炎）；或鼻腔乾燥，附有黃綠色痂皮（萎縮性鼻炎）。

本病屬中醫「鼻淵」範疇，又名「腦滲」「腦漏」，多因肺經受邪所致。

1.肺虛寒凝

鼻塞流涕，常在冷天加重，氣短懶言，自汗，面色白，四肢不溫，舌淡苔白，脈細。多因肺氣不足，風寒襲肺所致。

2.肺陰不足

鼻塞乾燥，乾咳無痰，咽喉乾癢，舌紅少苔，脈細數。多因感受風熱或寒邪，蘊而化熱，灼傷肺津所致。

易經筋推拿療法

【易筋通經手法】

（1）首先檢查患者頸椎3～5節紊亂情況，若有，行雙手頸部牽引旋轉側扳整復法。

（2）循患側面、頸、肩、臂、手部手陽明經、太陰經，行理筋疏導經氣手法施治（參考十二經脈與十二經筋疏通法）。

（3）在患者頸椎棘突旁及胸椎4、5棘突旁尋找經筋結點或條索狀物（筋結點）、鼻兩側經筋結點、風池（雙側），施行：①點按（激發經氣）手法。②按揉理筋（疏筋）手法、切撥分筋手法。③拿捏養筋、推擦溫筋手法，以產生溫熱感為度。操作3～5分鐘。

（4）推天門：印堂——神庭——上星——百會。

背部督脈、夾脊穴及足太陽經疏理法：至陽——身柱——大椎，大杼——風門——肺俞。

（5）按揉口腔上齶鼻骨結合處（筋結點）、鼻通、迎香消散之。

【穴位點按手法】

若屬肺陰不足，點按照海、太谿，側重點按列缺；若屬肺氣不足，點按合谷、中府。

穴位見圖2-22，手法舉例見圖2-23～圖2-25。

【承門絕技】

鼻炎穴（手背第3、第4掌骨叉骨間敏感點）、陷谷穴：點穴（細頻震顫點按）、按揉，各5～10分鐘。均取雙側穴位。

治驗

恭某，男，30歲，幹部。經常鼻塞4年，尤以左側鼻孔為甚，不時流出黏稠鼻涕，每日早晨或氣候驟寒時噴嚏

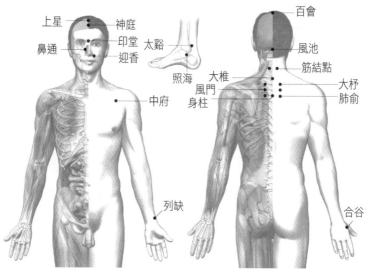

圖2-22　慢性鼻炎取穴

上星　神庭　印堂　鼻通　迎香　太谿　照海　中府　列缺

百會　風池　筋結點　大椎　大杼　風門　肺俞　身柱　合谷

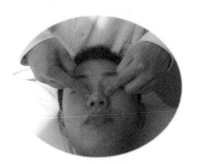

圖2-23　按鼻通

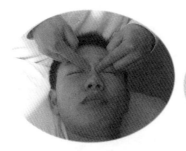

圖2-24　按鼻兩側

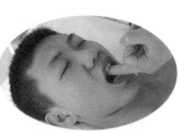

圖2-25　按口腔上齶骨

頻作，鼻黏膜呈腫脹紅褐色，嗅覺減退。屬肺氣失宣，寒邪上擾，壅於鼻竅所致。診斷：慢性鼻炎。

經上述療法施治3日後，晨間噴嚏大減，鼻黏膜腫脹及紅褐色漸退。6次後黏性分泌液減少，左側鼻腔亦覺通氣，近日雖遇氣候驟變寒冷，亦無噴嚏。治療11次後，兩側鼻腔通氣及嗅覺恢復正常，諸症悉除。

按語：本病屬中醫「鼻窒」範疇，邪滯鼻竅型，治則為祛風開竅。鼻部神經來源於頸椎內，頸椎錯位必將影響到鼻，所以先整復頸椎非常有意義。

疏理相關經筋，以達疏通經絡，宣肺降逆，疏風利竅。鼻兩側經筋結點多在（治療鼻塞之要穴）上迎香附近（位於鼻骨下四陷中，鼻唇溝上端盡頭處），按之可立即噴嚏止，鼻塞頓通。

八、梅核氣

梅核氣即咽感覺異常，是耳鼻喉科門診常見疾病，患者咽喉部有異物樣梗阻感覺，而客觀檢查未見器質性病變。患者大部分為中年人，以女性較多。因有咽喉部異物樣梗阻感覺，懷疑腫瘤來就醫者較多。但某些癌症的早期，如食管上段癌，環狀軟骨後癌等，可有咽喉部異物感，如果對其缺乏警惕性容易誤診，因此，咽喉梗阻感的病人，不做詳細檢查就診斷為梅核氣是不妥當的。

西醫對本病的命名有癔球、咽喉部阻塞感、咽球綜合徵、咽神經症、癔球綜合徵等。

梅核氣的致病因素很多。多數患者以精神因素為主，如情緒波動及長期過度緊張、疲勞、精神疑懼等。此外，有些因素容易被發現，如細菌、寄生蟲等生物因素，冷、熱、電流、氣壓等物理因素和機械損傷及化學因素等。有時精神因素與各種器質性疾病同時存在，構成複雜的病因。

中醫認為，情志所傷，肝失調達，肝氣鬱結，循經上逆，結於咽喉；或因肝病乘脾，以致肝鬱脾滯，運化失司，津液不得輸布，積聚成痰，痰氣互結於咽喉而發病。

【主證】

患者自覺咽喉中有異物感覺，如有物梗，咯之不出，沒有疼痛，不礙飲食。其症狀每隨情志之波動而變化，時輕時重。

檢查咽喉並無異常，或雖有變異，亦甚輕微。全身症狀，患者每見精神抑鬱，多疑多慮，胸脅脹滿，或見納呆，困倦，消瘦，便溏，婦女常見月經不調。

易經筋推拿療法

【易筋通經手法】

（1）首先檢查患者頸、胸椎關節紊亂情況，若有，用頸、胸椎側扳手法整復之（參考臨床推拿手法的頸、胸椎整復及經筋疏理方法）。

（2）患者取坐位，循手、足厥陰經、足太陰經，行理筋疏導經氣手法施治（參考十二經脈與十二經筋疏通法）。

（3）在患者頸椎5～7及胸椎9、10附近尋找經筋結節點或條索狀物（筋結點）、風池、百勞（雙側），施行：①點按（激發經氣）手法。②按揉理筋（疏筋）手法、切撥分筋手法。③拿捏養筋手法。操作3～5分鐘。

（4）**五臟俞疏理法**：腎俞——脾俞——肝俞——心俞——肺俞（注意尋找筋結點）。

任三焦疏理法：天突——膻中——巨闕——中脘——神闕——關元（注意中脘附近筋結點）。

五臟募疏理法：中府——巨闕——期門——章門——京門（注意尋找筋結點）。

（5）枕下線加廉泉穴疏理法。

【穴位點按手法】

點按合谷配列缺、太衝對湧泉、百會，各約1分鐘。

穴位見圖2-26，手法舉例見圖2-27、圖2-28。

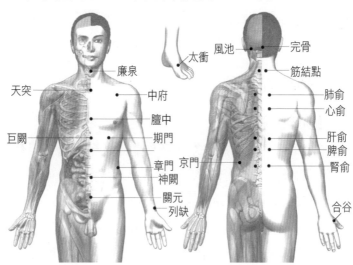

圖2-26　梅核氣取穴

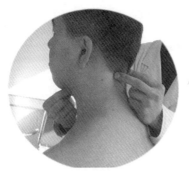 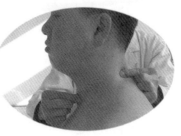

圖2-27　枕下線加廉泉疏理法　　　圖2-28　按百勞、捏天突

【承門絕技】

梅核穴（手掌勞宮附近敏感點）、太衝：點穴（細頻震顫點按）、按揉，各5～10分鐘。均取雙側穴位。

九、頭　痛

頭痛是一種最常見、最普通的自身感覺症狀，引起頭痛的原因多種多樣，但不管何種原因（外傷、手術除外），均與頸椎錯位有關。

頭痛病人多有頸部不適感（酸、麻、脹、痛、沉、緊等）、頸椎及小關節移位、頸椎旁有筋結點，久病者可觸及條索狀或硬結狀反應物。疼痛一般位於後枕部，常向同側前額或眼部擴散。疼痛的性質大多為牽拉痛，有時為鈍痛或刺痛，常伴有頭昏、眩暈，走路步態不穩，耳鳴、聽力下降、視力減退等，嚴重者還可伴有同側上肢疼痛或麻木。

X光檢查可見頸椎變直，生理彎曲消失，椎體前移，

不對稱，齒狀突不居中，椎間隙變窄，骨質增生等改變。早期錯位，X光檢查不一定能發現，觸摸即可做到早發現、早診斷、早預防、早治療。

腦血流圖檢查可能提示血管緊張度增高（病久則降低），血流量左右不對稱，還可能發現異常波形改變。

易經筋推拿療法

【易筋通經手法】

（1）取坐位，首先檢查患者頸椎關節（尤其頸椎2、3節）錯位情況，若有，用雙手頸部牽引旋轉側扳整復之。

（2）循患側頭、頸、肩、臂、手部手三陽經，行理筋疏導經氣手法施治(參考十二經脈與十二經筋疏通法)。

（3）查找頭頸部經筋緊張處或結節點或條索狀物（筋結點），施行：①點按（激發經氣）手法。②按揉理筋（疏筋）手法、彈撥分筋手法。③拿捏養筋、推擦溫筋手法，以產生溫熱感為度。操作3～5分鐘。

（4）**偏頭痛及巔頂痛**：從胸椎9、10夾脊穴、肝俞、膽俞附近查找筋結點，側重疏通厥陰經和少陽經筋。

枕後頭痛：從胸椎4～6夾脊穴、心俞、腎俞、膀胱俞附近查找筋結點，側重疏通少陰經和太陽經筋。

前額痛：從肺俞、胃俞、大腸俞附近查找筋結點，側重疏通太陰經和陽明經筋。

（5）**推天門**：印堂——神庭——上星——百會。

推眉弓：晴明——攢竹——魚腰——絲竹空——太陽

——曲鬢。

枕下線疏理法：完骨——風池——天柱——風府。

臨床治療中，可以適當配合毫針散刺放血療法，效果更佳。穴位見圖2-29，手法舉例見圖2-30、圖2-31。

【承門絕技】

前頭痛：中脘、陷谷：點穴（細頻震顫點按）、按揉，各5～10分鐘。

後頭痛：健側後谿：點穴（細頻震顫點按）、按揉，各5～10分鐘。

側頭痛：健側足臨泣（或者中渚）：點穴（細頻震顫

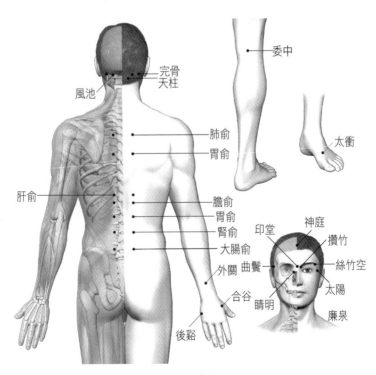

圖2-29　頭痛取穴

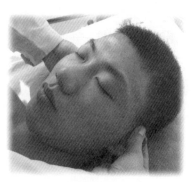 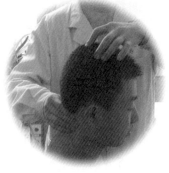

圖2-30　按曲鬢　　　　圖2-31　按百會、風池

點按）、按揉，各5～10分鐘。

頭頂痛：太衝：點穴（細頻震顫點按）、按揉，各5～10分鐘。

治　驗

艾某，男，35歲，工人。主訴：前額痛5年。曾用過中西藥物效果不佳。於2001年8月來醫院就診。患者面容憔悴，自述前額綿綿作痛不斷，午後尤甚。劇痛時延及巔頂和頸部，頭重不舉，目脹，耳鳴，眩暈，嗜臥，睡眠不穩多夢，精神疲乏，時有噁心嘔吐，食慾不振。脈弦澀，舌質紫紅。診斷為血瘀挾濕型頭痛。

採用上述療法施治，首次治療後患者自覺疼痛明顯好轉，連續治療3次，頭痛全無。隨訪至今未見復發。

按語：本病屬中醫「頭痛」範疇，血瘀挾濕型。本方強調首先整復頸椎，以便配合相關經筋疏理，疏通患處經氣，以達到「通則不痛」的目的。

十、眩　暈

眩暈是一種受到某種刺激而導致血管神經產生激惹現象的臨床綜合徵。頸性眩暈或椎動脈壓迫綜合徵多由頸椎錯位壓迫椎動脈，引起腦動脈供血不足所致。患者自覺周圍景物沿一定方向轉動或自身天旋地轉、噁心欲吐、不敢睜眼、頭重腳輕等。

眩暈可表現為旋轉性、搖擺性等，眼前發黑、頭重腳輕、肢體發軟，同時伴有複視、眼振、耳鳴、聽力下降、噁心嘔吐等症狀。頭部活動和姿勢改變使眩暈加重是本病的一個重要特點。

體格檢查多發現頸部活動受限，局部肌肉緊張，壓痛明顯，可觸及條索狀物或結節狀硬結，還可有棘突或橫突的偏移，轉頭時可聽到摩擦音，並可出現眩暈加劇。

輔助檢查X光片多提示，頸椎生理彎曲改變、小關節錯位、骨質增生及椎間隙的狹窄等。

易經筋推拿療法

【易筋通經手法】

（1）首先檢查患者頸椎關節錯位情況，若有，行雙手頸部牽引旋轉側扳整復法。

（2）循患者雙側頭、頸、肩、臂、手部手太陽、少陽經，行理筋疏導經氣手法施治（參考十二經脈與十二經筋疏通法）。

（3）在患者頸背部尋找經筋結節點或條索狀物（筋結點）、大杼（患側）、太衝至行間附近筋結點，施行：①點按（激發經氣）手法。②按揉理筋（疏筋）手法、彈撥分筋手法。③拿捏養筋、推擦溫筋手法，以產生溫熱感為度。操作3～5分鐘。

（4）枕下線疏理法：鉗弓式拿捏雙側完骨——風池——天柱——風府。

雙側肩井疏理法：推拿提肩胛肌、岡上肌、斜方肌。

推天門：印堂——神庭——上星——百會——四神聰。

任三焦疏理法：膻中——巨闕——中脘——神闕——關元。

【穴位點按手法】

點按外關對內關、足臨泣、太衝對湧泉，均取雙側，各3～5分鐘。

【承門絕技】

靈谷穴、靈衝穴（太衝穴上方骨叉間敏感點）：點穴（細頻震顫點按）、按揉，各5～10分鐘。均取雙側穴位。

【自我按摩頸椎】

右手點按右側風池，左手點按左側風池，或單手拇指、食指沿頸椎雙側風池下移至頸椎根部捏揉也可以，每次按摩5～10分鐘。

點按雙側太陽、雙側聽宮、內關、合谷等。

用牛角梳敲打百會、四神聰，然後梳頭100次。穴位見圖2-32，手法舉例見圖2-33、圖2-34。

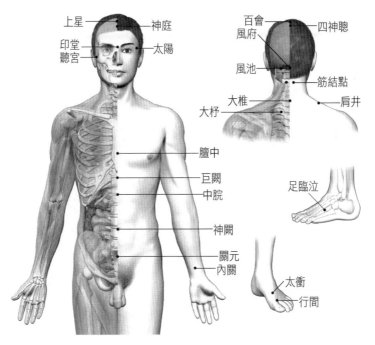

圖2-32　眩暈取穴

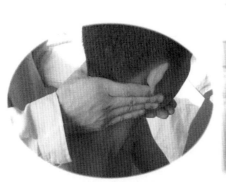

圖2-33　枕下線疏理法

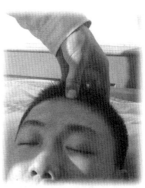

圖2-34　按神庭

十一、失　眠

中醫稱為不寐。患者常見難以入睡、多夢、心情煩躁、易於激動等。部分患者常有頸部活動障礙，局部疼痛，頭暈頭沉、胃納不佳、神經過敏、精神疲勞、記憶力減退、視物模糊等自主神經系統功能紊亂的症狀。

體徵方面多伴有頸部肌肉發硬，活動受限，局部壓痛或觸痛。失眠與頭、頸姿勢的改變有明顯的關係，某些病人常保持一定的被迫體位。

X光拍片檢查可見頸椎骨質增生、椎間盤突出或變性、韌帶鈣化或骨化、頸曲變直等。

易經筋推拿療法

【易筋通經手法】

（1）首先檢查患者頸2、3及胸椎4～6關節錯位情況，若有，行頸椎、胸椎側扳手法整復之（參考臨床推拿手法的頸胸椎整復及經筋疏理方法）。

（2）患者取坐位，循手三陽經、足三陰經行理筋疏導經氣手法施治（參考十二經脈與十二經筋疏通法）。

（3）查找頸椎、胸椎附近經筋結節點及條索狀物（筋結點）、三脘及臍周附近筋結點，施行：①點按（激發經氣）手法。②按揉理筋（疏筋）手法、彈撥分筋手法。③拿捏養筋、推擦溫筋手法，以產生溫熱感為度。操作3～5分鐘。

（4）推天門：印堂——神庭——百會——四神聰。

任三焦疏理法：膻中——中脘——神闕——關元。

注意：巨闕附近行提捏瀉法。

（5）督脈、夾脊穴疏理法：大椎——靈台——至陽——筋縮——命門——腰陽關——腰俞。

五臟俞疏理法：腎俞——脾俞——肝俞——心俞——肺俞（注意：心俞附近行提捏瀉法），行點、按、揉、推擦手法，產生溫熱感為度，操作5～8分鐘。

【穴位點按手法】

點按內關、神門、足三里，均取雙側，操作3～5分鐘。穴位見圖2-35，手法舉例見圖2-36、圖2-37。

【承門絕技】

百會、湧泉穴：先上後下，點穴（細頻震顫點按）、

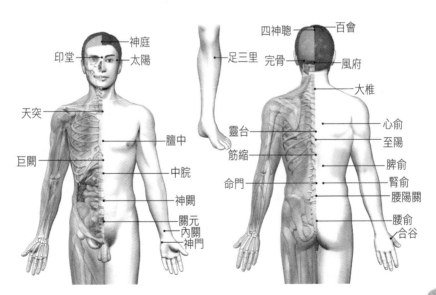

圖2-35　失眠取穴

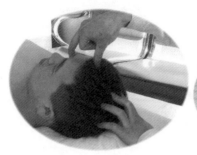
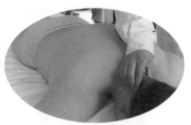

圖2-36　推天門　　　　圖2-37　夾脊穴疏理法

按揉，各5～10分鐘。

【生活注意】

（1）保持正確睡眠姿勢，取合適枕頭墊頸部10公分左右，頭枕部5公分左右。

（2）自我保健按摩（方法同眩暈）。

（3）加強體育鍛鍊。注意飲食調節。保持樂觀情緒和平和心態。

十二、腦震盪

腦震盪是指頭部受外界暴力打擊之後，大腦發生短暫性的功能障礙。腦震盪是顱腦損傷中最輕的損傷，大多無明顯的病理變化。本病可以單獨發生，也可以與其他顱腦損傷如腦挫裂傷或顱內血腫合併存在。

當暴力作用於頭部時，腦在顱腔內運動，腦組織移位使腦幹受到牽拉、扭曲，引起腦幹網狀結構的一時性功能損傷。同時因損傷引起的顱內壓變化、腦血管運動功能紊亂以及腦脊液動力學的改變，也間接地影響腦幹。

中醫認為，頭部驟受暴力，腦為震激，氣血逆亂，腦的功能就發生障礙或紊亂，而出現一系列的症狀。

　　（1）**意識障礙**：一般意識障礙可以短至數秒鐘、數分鐘或20～30分鐘不等，一般不超過30分鐘，意識清醒後可以恢復正常。

　　（2）**逆行性健忘**：表現為傷患對受傷當時情況及受傷經過不能記憶，但對受傷前的事情能清楚地回憶，所以又稱「近事遺忘症」。

　　（3）**頭痛、頭暈**：在受傷後數日內明顯，以後逐漸減輕，可因情緒緊張，或在活動頭部、變換體位時加重。

　　（4）**噁心、嘔吐**：多數較輕，1～2日內消失，偶爾可持續數週。

　　（5）**其他症狀**：可有情緒不穩、易激動、不耐煩、怕震動、注意力不集中、耳鳴、心悸、多汗、失眠或噩夢等。

　　（6）**受傷後神經系統檢查**：無陽性體徵，血壓、脈搏、呼吸正常，腰椎穿刺腦脊液壓力和細胞數正常。

　　（7）**CT掃描**：腦部所見無異常。

易經筋推拿療法

【易筋通經手法】

　　（1）循周身手足三陽經、手足三陰經，行理筋疏導經氣手法施治；根據患者具體情況，適當整復頸、胸椎。

　　（2）在頭、頸椎處查找筋結點（局部筋結點）、百會、四神聰、太陽（雙側），施行：①點按（激發經氣）手法。②按揉理筋（疏筋）手法、切撥分筋手法。③拿捏

養筋、推擦溫筋手法，以產生溫熱感為度。操作3～5分鐘。

（3）督脈、夾脊穴疏理法（督脊疏理法）：腰俞——腰陽關——命門——脊中——至陽——靈台——身柱——大椎。

任三焦疏理法：天突——膻中——巨闕——中脘——神闕——關元。

五臟俞疏理法：肺俞——心俞——肝俞——脾俞——腎俞。

枕下線疏理法：完骨——風池——天柱——風府。

【穴位點按手法】

點按絕骨對三陰交、申脈對照海、太衝對湧泉、十二井穴，各約1分鐘。

穴位見圖2-38，手法舉例見圖2-39、圖2-40。

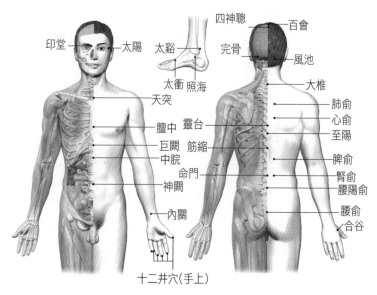

圖2-38　腦震盪取穴

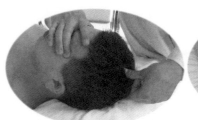
圖2-39　按太陽、百會

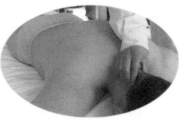
圖2-40　督脊疏理法

【承門絕技】

跟腱處（崑崙、照海）到承山穴之間小腿筋：從下往上，點穴（細頻震顫點按）、按揉、推擦、捏法，各5～10分鐘。取雙側小腿。

十三、大腦發育不全

大腦發育不全是指嬰兒胚胎時，母體因各種疾病或遺傳因素影響，而造成嬰兒大腦功能發育遲鈍與不全。患兒表現出各方面發育均比同齡小孩遲緩，常見手足無力、步履艱難、頸軟或項強直、表情癡呆、智力低下、言語不清、流涎、難於自理或有頭小畸形、囪門虛大等。本病屬中醫「五遲」範疇，多因先天有虧，腎氣不足所致。

1.腎氣不足

四肢無力，腰膝酸軟，神疲癡呆，面色無華，舌淡苔白，脈細弱。此乃先天不足，腎氣虛弱之象。

2.肝腎陰虧

形體消瘦，目視不清，心煩不寐，或見頭暈頭痛，四肢麻木，僵硬抽動，舌質紅，苔少，脈細數。多因先天稟

賦不足，氣血不充，肝腎陰虛所致。

易經筋推拿療法

【易筋通經手法】

（1）循患兒周身手足三陽經、手足三陰經，行理筋疏導經氣手法施治（參考十二經脈與十二經筋疏通法）。

（2）尋找患兒百會、四神聰、風池、風府對廉泉，施行：①點按（激發經氣）手法。②按揉理筋（疏筋）手法。③推擦養筋（溫筋）手法，以產生溫熱感為度。操作3～5分鐘。

（3）**督脈、夾脊穴疏理法**：腰俞——腰陽關——命門——脊中——至陽——靈台——身柱——大椎。

五臟俞疏理法：腎俞——脾俞——肝俞——心俞——肺俞。

陰陽蹻脈疏理法：申脈對照海，崑崙對太谿，絕骨對三陰交，陽陵泉對陰陵泉。

任三焦疏理法：天突——膻中——巨闕——中脘——神闕——關元。

【穴位點按手法】

點按人中、神門、內關、十二井穴、太衝透湧泉，各約1分鐘。穴位見圖2-41，手法舉例見圖2-42、圖2-43。

【承門絕技】

跟腱處（崑崙、照海）到承山穴之間小腿筋：從下往上，點穴（細頻震顫點按）、按揉、推擦、捏法，各5～

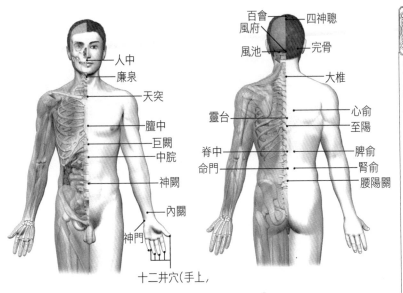

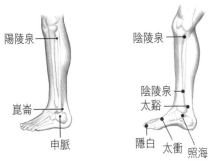

圖2-42　大腦發育不全取穴

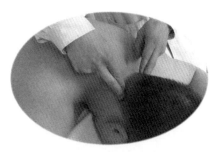

圖2-42　點按風池

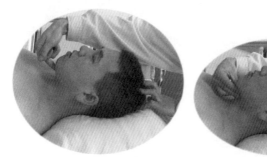
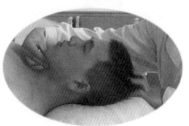

圖2-43　點按百會、四神聰、廉泉

10分鐘。取雙側小腿。

十四、落　枕

　　落枕是指頸項強痛不舒，活動受限的一種病症。多在起床後發現，為一側項部至肩背部的肌緊張、強痛、活動受限，當轉頸、仰頭或低頭時疼痛加重，可有明顯的筋結點。本病多發生在成年人，小兒少見。常常跟頸椎的疾患有關。中醫認為，本病是由各種原因致使局部脈絡受損，筋脈拘急而發病。

1.風寒外襲

　　項背受涼，強痛不適，活動受限，或見畏寒肢冷，苔白，脈遲或緊。此因項背感受風寒，致使經氣阻滯，氣血不和，項背筋脈拘急之故。

2.筋脈勞損

　　體位不適，頸項疼痛或在頸椎處有壓痛，舌淡紅或有瘀點，脈弦。多因項背脈絡受損，氣血瘀阻所致。

易經筋推拿療法

【易筋通經手法】

（1）首先檢查患者頸椎關節紊亂情況，若有，行雙手頸部牽引旋轉側扳整復法。

（2）循患側頸、肩、臂、手部手太陽、少陽經，行理筋疏導經氣手法施治（參考十二經脈與十二經筋疏通法）。

（3）在患者頸肩背部尋找經筋結節點或條索狀物（筋結點）、大杼（患側），施行：①點按（激發經氣）手法。②按揉理筋（疏筋）手法、切撥分筋手法。③拿捏養筋、推擦溫筋手法，以產生溫熱感為度。操作3～5分鐘。

（4）患側肩井疏理法：推拿提肩胛肌、岡上肌、斜方肌。

【穴位點按手法】

點按合谷配列缺、落枕穴、足外踝下後方筋結點（均取雙側），各約1分鐘。

穴位見圖2-44，手法舉例見圖2-45、圖2-46。

【承門絕技】

健側落枕穴（手背第2、第3掌指關節上0.5寸左右敏感點）：點穴（細頻震顫點按）、按揉，5～10分鐘。配合活動頸椎。

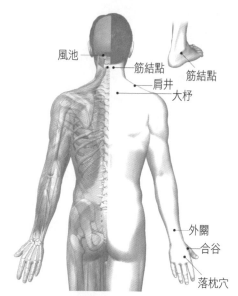

圖2-44　落枕取穴

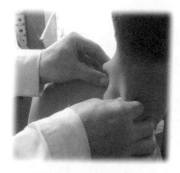

圖2-45　按筋結點

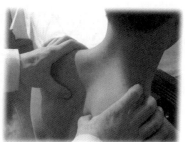

圖2-46　按揉理筋手法

十五、頸椎病

　　因頸椎間盤退變、本身及其繼發性改變、刺激或壓迫鄰近組織，並引起症狀和體徵者，稱為頸椎病。頸椎病人

群患病率較高，以40～50歲為高發年齡。據統計，隨著年齡的增大，有逐年減少的趨勢。

頸椎病常因頸椎退變、慢性勞損以及外傷等原因而誘發或加劇。根據其病理特徵可分為兩個階段，即椎間盤退變期和骨刺形成期。前者以椎關節失穩、鬆動為主，表現為小關節紊亂及其繼發性炎症；後者常因骨刺刺激或壓迫脊神經根、脊髓、椎動脈及周圍其他組織而引起臨床症狀。

根據臨床需要，並結合其病理特徵，一般將頸椎病分為頸型、神經根型、脊髓型、椎動脈型、交感神經型及其他型。

1. 頸型症狀

頸、肩、枕部局限性酸痛不適，伴相應筋結點。頸部活動受限，但無上肢放射痛。X光檢查：顯示頸椎生理屈度改變。

2. 神經根型症狀

頸項強痛並向一側或兩側肩臂及上肢放射，伴肢冷、指麻、肢重無力等。體徵：①頸部活動明顯受限。②病變棘突壓痛。③臂叢神經牽拉試驗、壓頂試驗及頭頂叩擊試驗呈陽性。④早期感覺過敏，病久則多伴感覺減退。⑤腱反射可減弱或消失。⑥患側肌力減弱，病久可出現肌肉萎縮。X光檢查：顯示頸椎生理屈度改變，骨刺造成椎間孔變窄。

3. 脊髓型症狀

可繼發於神經根型頸椎病之後或同時併發，表現為一

側或雙側的上肢或下肢麻木、酸軟無力，頸顫臂抖，甚則出現程度不同的痙攣性癱瘓，並呈波浪式進行性加重。

體徵：頸部可正常或呈輕度活動受限；肢體呈束帶感，肌力減弱；霍夫曼徵和巴賓斯基徵可呈陽性。X光檢查、脊髓造影或磁共振可幫助診斷。

4. 椎動脈型症狀

眩暈、噁心、嘔吐、視物不清、耳鳴耳聾、持物落地、猝倒但無意識障礙。上述症狀常因頭部轉動或側彎到一定位置而誘發或加重，體位改變後症狀可緩解。

體徵：旋頸試驗陽性，其他試驗可呈陰性。X光檢查：平片示椎關節側方骨質增生，椎間孔變小。椎動脈造影可幫助診斷。

5. 交感神經型

除有椎動脈型表現外，尚有頭痛、視力障礙、心悸、氣促、噁心、嘔吐等症狀，以及周圍循環障礙、耳鳴、耳聾等。

6. 其他型

常見因椎體前緣骨贅過長、過大壓迫食道，引起食道壓迫症狀。如同時兼有兩型或兩型以上症狀者，可診斷為混合型。

易經筋推拿療法

【易筋通經手法】

（1）首先檢查患者頸椎關節紊亂情況，若有，行雙手頸部牽引旋轉側扳整復法。

（2）循患側頭、頸、肩、臂、手部手太陽、少陽經，行理筋疏導經氣手法施治（參考十二經脈與十二經筋疏通法）。

（3）在患者頸肩背部尋找經筋結節點或條索狀物（筋結點）、大杼（患側），施行：①點按（激發經氣）手法。②按揉理筋（疏筋）手法、切撥分經手法。③拿捏養筋、推擦溫筋手法，以產生溫熱感為度。操作3～5分鐘。

若伴頭痛者，在頭部尋找結節點（筋結點）；伴手臂疼痛者，在肩臂部循經尋找筋結點（筋結點），側重處理之；伴頭暈者，加百會、四神聰。

（4）**枕下線疏理法**：鉗弓式拿捏（雙側）完骨——風池——天柱——風府。

雙側肩井疏理法：推拿提肩胛肌、岡上肌、斜方肌。

【穴位點按手法】

點按合谷配列缺、足外踝下後方筋結點、絕骨（均取雙側），各約1分鐘。

穴位見圖2-47，手法舉例見圖2-48、圖2-49。

【承門絕技】

患側中渚、健側足臨泣穴：先下後上，點穴（細頻震顫點按）、按揉，各5～10分鐘。配合活動頸椎。

治　驗

金某，女，48歲，商人。頸項及雙上肢麻痛5年，夜間尤重，加重3天。檢查：頸椎5～6有壓痛，舌質淡紅，

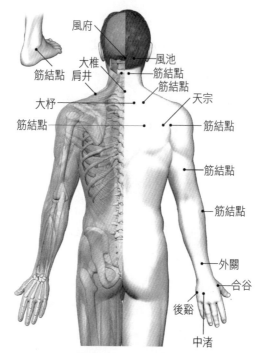

風府

風池

大椎
肩井
筋結點
筋結點

筋結點
筋結點
天宗

大杼

筋結點
筋結點

筋結點

筋結點

外關

合谷

後谿

中渚

圖2-47　頸椎病取穴

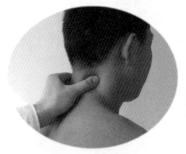

圖2-48　按筋結點

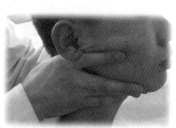

圖2-49　頸部整復法

苔白厚膩。診斷：頸椎病。依上述療法治療3次告癒。

　　按語：本病屬中醫「痹證」範疇，證屬氣血不通所致。治則為祛風活血，散寒通絡。整復頸椎，疏理受累經筋，鬆解經筋結節點，配合按合谷、列缺，以祛風活血。

十六、肩周炎

肩周炎好發於50歲以上的中老年人，又稱「五十肩」。多因漏肩當風、感受風寒濕邪致病，故名之為漏肩風，還稱凍結肩、肩凝症等。肩關節周圍炎多因年老體弱、筋骨失養，加之勞損、外傷，或是在感受風寒濕邪之下，或是頸、胸部手術後，均會引發肩部的氣血凝滯、筋脈拘急、不通則痛。

50歲以後開始向老年期過渡，人體的各種功能活動在這一時期易處於紊亂或不穩定狀態，對肩關節來說亦是如此。此時肩部抵抗各種病邪的能力降低，再加上它結構上和功能上的薄弱性，所以很容易產生老化和病損。此外，肩周炎的發生往往與頸椎病難以分離，頸椎下段和胸椎上段的關節紊亂與肩周炎的發生相互影響。

肩周炎疼痛，晝輕夜重，常在睡眠中被痛醒，肩關節在各方向的運動均發生障礙；若病程過久，可出現局部肌肉的萎縮和肩關節周圍軟組織的廣泛粘連，以致形成凍結肩（肩關節的活動非常局限），這時疼痛反而減輕或消失，但這並非預示病症的緩解。

易經筋推拿療法

【易筋通經手法】

（1）取患者坐位，首先檢查頸椎4至胸椎3關節紊亂情況，若有，用旋轉側扳手法整復之。

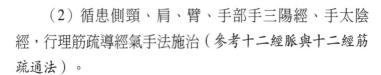

（2）循患側頸、肩、臂、手部手三陽經、手太陰經，行理筋疏導經氣手法施治（參考十二經脈與十二經筋疏通法）。

（3）肩（肩前、肩後、肩峰下）三處筋結點（筋結點）、膏肓（患側），施行：①點按（激發經氣）手法。②按揉理筋（疏筋）手法、切撥分筋手法。③推拿養筋、推擦溫筋手法，以產生溫熱感為度。操作3～5分鐘。

（4）橫推中府穴。

（5）結合肩關節疏理及整復方法後，把患者患肢外展置於醫者肩上，醫者用雙手掌快速輕柔地推揉患者肩前、肩後，使患肢逐漸上抬，粘連逐漸改善。

（6）醫者握住且端起患肢肘關節，先順時針，後逆時針環旋肩臂，注意先慢後快，先小幅度後大幅度。以患者能耐受為宜。然後雙手持握患者的掌腕部，抖動肩關節4～6次。

【穴位點按手法】

點按聽宮、魚際、合谷、陽陵泉，均取患側，各約1分鐘。穴位見圖2-50，手法舉例見圖2-51、圖2-52。

【承門絕技】

健側肩臂穴（在足背俠谿與足臨泣穴之間敏感點）、**健側肩魚穴**（魚際穴與掌指關節之間敏感點）：點穴、按揉，各5～10分鐘。配合活動肩關節。點按內外足踝前後（健側），也有意想不到的效果。

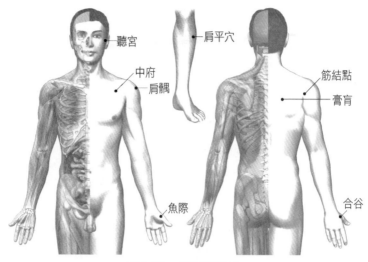

聽宮
中府
肩髃
肩平穴
筋結點
膏肓
魚際
合谷

圖2-50　肩周炎取穴

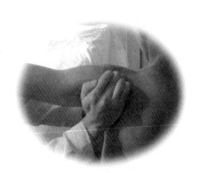

圖2-51　拿揉理筋手法

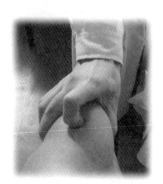

圖2-52　點按肩髃

十七、冠心病

　　冠心病中醫稱為胸痹或胸心痛。主要表現為心絞痛，是因為心肌急劇暫時缺血或缺氧所引起的臨床症狀，其特點是陣發性的胸悶和心前區疼痛或壓榨感。典型的發作為

突然發生的疼痛。疼痛部位多在胸骨上段或中段後，亦可波及心前區大部分，常放射至肩、背部及上肢，以左側多見。疼痛的性質多為壓榨感或窒息感。

冠心病即冠狀動脈粥樣硬化性心臟病，是冠狀動脈粥樣硬化導致心肌缺血、缺氧而引起的心臟病。根據臨床特點可分為無症狀冠心病、心絞痛、心肌梗塞、心肌硬化和猝死5種類型。

另外還有「類冠心病」，除有冠心病症狀外，常伴有胸悶、氣急、頸部不適、酸脹感，部分患者伴有頭暈、腦脹、失眠、多汗、易激動等。常因頭頸部姿勢突然改變、低頭工作過久、高枕睡眠起床後引起。

易經筋推拿療法

【易筋通經手法】

（1）臨床急症情況下，用硝酸甘油、救心丹舌下含服，糾正後或醫院治療穩定後，或無藥情況下針刺內關、心俞、巨闕，行溫通法，症狀改善後方可應用推拿手法保健康復。總之，儘量把推拿療法作為輔助療法。

（2）首先檢查患者頸椎4至胸椎7棘突移位情況，若有，用旋轉側扳手法整復之（參考臨床推拿手法的頸、胸椎整復及經筋疏理方法）。

（3）患者坐位，循患者足太陽經、手厥陰經、手少陰經，行理筋疏導經氣手法施治。

（4）尋找患者背部胸椎4～6棘突旁結節及條索狀物（筋結點）、厥陰俞、心俞（雙側），施行：①點按（激

發經氣）手法。②按揉理筋（疏筋）手法、切撥分筋手法。③推擦養筋（溫筋）手法，以產生溫熱感為度。操作3～5分鐘。

（5）寬胸理氣疏理法：大陵——內關——郄門——曲澤。

任三焦疏理法：膻中——巨闕——中脘——關元。

【穴位點按手法】

點按然谷、公孫、崑崙對太谿，各約1分鐘。

穴位見圖2-53，手法舉例見圖2-54、圖2-55。

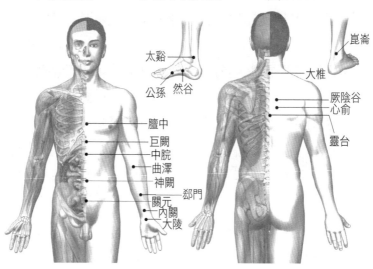

圖2-53　冠心病取穴

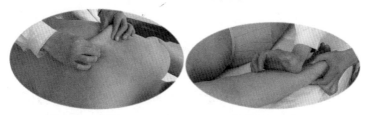

圖2-54　拿捏心俞　　圖2-55　寬胸理氣疏理法

【承門絕技】

　冠心穴（內關穴與腕橫紋之間敏感點）：點穴（細頻震顫點按）、按揉，各5～10分鐘。

十八、咳喘病

　咳喘病是臨床的常見疾病。多見支氣管炎和支氣管哮喘，一般有明顯的季節性和地區性。大部分病人有不同程度的過敏史和遺傳傾向，在臨床上多分為感染型、勞傷型、吸入型及混合型4種。如果受涼、感冒、勞累和情緒變化等皆可誘發或症狀加重。

　臨床上咳喘病大多數夜間比白天重。如支氣管哮喘，大部分夜間發作並有先驅症狀，如鼻癢、乾咳、胸悶、連續打噴嚏等。如未得到及時治療，可迅速出現呼吸困難。

易經筋推拿療法

【易筋通經手法】

　（1）首先檢查頸胸椎關節錯位情況，若有，用手法整復之。

　（2）俯臥位，循患者手足陽明經和手足太陰經，行理筋疏導經氣手法施治。

　（3）查按患者背部胸椎棘突旁經筋結節點及條索狀物（筋結點）、大杼、風門、肺俞（雙側），施行：①點按（激發經氣）手法。②按揉理筋（疏筋）手法、彈撥分筋手法。③拿捏養筋、推擦溫筋手法，以產生溫熱感為

度。操作3～5分鐘。

（4）推命門：腰俞——腰陽關——命門和左右腎俞——命門。

督脈、夾脊穴(督脊)疏理法：至陽——身柱——大椎。

任三焦疏理法：天突——膻中——中脘——關元。

【穴位點按手法】

點按雙側定喘、膏肓，操作3～5分鐘。

穴位見圖2-56，手法舉例見圖2-57、圖2-58。

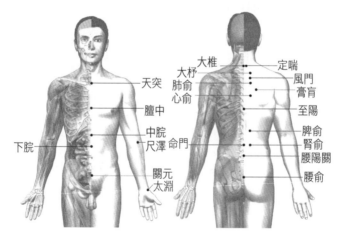

圖2-56　咳喘病取穴

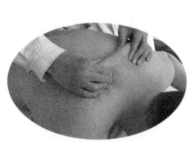

圖2-57　拿捏肺俞

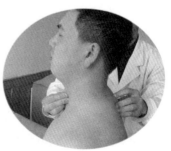

圖2-58　對捏大椎、天突

【承門絕技】

尺澤、魚際穴：點穴（細頻震顫點按）、按揉，各
5～10分鐘。均取雙側穴位。

十九、胃脘痛

胃脘痛俗稱「心口痛」，中醫認為，多因脾胃虛寒、
肝鬱氣滯所致。可出現胃脘部的間歇性悶脹和不適，甚至
鈍痛和絞痛。可伴胸背部酸痛不適、食慾不振、噯氣反酸
或噁心嘔吐。日久可逐漸出現胃脘部的饑餓樣痛或灼痛
感，持續時間較長。患者可能會出現便秘或腹瀉，少數出
現柏油樣黑便。要住院檢查，以防不測。

胃脘部可出現壓痛，腹軟、無壓痛及反跳痛；胸椎棘
突可出現後突移位，以第6～10胸椎棘突多見。並且局部
壓痛明顯，椎旁可捫及條索狀物或結節。

易經筋推拿療法

【易筋通經手法】

（1）首先檢查患者胸椎6至腰椎1棘突移位情況，若
有，行胸、腰椎側扳手法整復之（參考臨床推拿手法的
胸、腰椎整復及經筋疏理方法）。

（2）患者仰臥位，循胸腹部及下肢足陽明經、足太
陰經，行理筋疏導經氣手法施治。

（3）查找胸椎6至腰椎1棘突旁經筋結節點及條索狀
物（筋結點），上、中、下三脘附近筋結點，施行：①點

按（激發經氣）手法。②按揉理筋（疏筋）手法、彈撥分筋手法。③拿捏養筋、推擦溫筋手法，以產生溫熱感為度。操作3～5分鐘。

【穴位點按手法】

（1）點按足三里、內關，各約1分鐘。

（2）夾承漿（右側）快速點按5分鐘，出現電麻感為佳，立即止痛。

穴位見圖2-59，手法舉例見圖2-60，圖2-61。

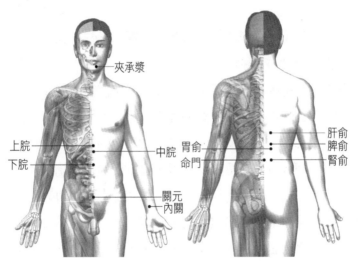

圖2-59　胃脘痛取穴

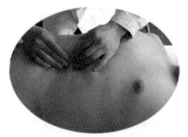

圖2-60　拿捏中脘

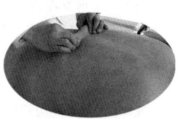

圖2-61　拿捏胃俞

【承門絕技】

陷谷穴（雙側）：點穴（細頻震顫點按）、按揉，各5～10分鐘。

【生活注意】

（1）注意合理膳食，以軟食、流食為主。

（2）臍腹部及腰背部注意保暖。

（3）保持樂觀情緒，戒菸戒酒，忌食辛辣等刺激性食物。

二十、胃下垂

胃下垂是指胃小彎弧線最低點下降至髂嵴連線以下，十二指腸球部向左偏移。造成胃下垂的原因較複雜，除瘦長體型者多見外，長期饑飽失常，酒精刺激、情緒易緊張、精神抑鬱、缺乏鍛鍊、營養不良以及消化系統慢性疾病等使患者自主神經功能失常、胃膈韌帶與胃肝韌帶無力鬆弛，以及腹壁肌肉鬆弛均可導致胃下垂。

主要症狀是慢性腹痛與不適感、腹脹、噁心、噯氣與便秘等。重者飯後或多食之後即感腹部脹痛，站立時加劇。輕度胃下垂多無症狀，但X光鋇餐檢查可發現。胃下垂屬中醫的氣虛下陷、腹痛等範圍。多由素體虛弱或飲食勞倦傷脾，或久病脾胃虛損，致脾陽不足，中氣下陷，胃腑下垂。

臨床主要表現為腹部墜脹疼痛，飲食後尤甚；伴疲倦乏力，氣短納呆等。治以補中益氣，升陽舉陷為主。

1.脾胃氣虛，升舉無力

神疲肢倦乏力，納呆懶言，腹部脹悶，飲食後脘腹墜脹不適，面色無華，舌淡苔白，脈緩弱。

2.脾胃陽虛，中氣下陷

脘腹墜脹疼痛，喜溫喜按，肢冷便溏，甚者伴久痢、脫肛，面色蒼白，舌質淡，苔白滑，脈沉遲無力。

易經筋推拿療法

【易筋通經手法】

（1）首先檢查患者胸椎6至腰椎1棘突移位情況，若有，行胸、腰椎側扳手法整復之（參考臨床推拿手法的胸、腰椎整復及經筋疏理方法）。

（2）患者仰臥位，循胸腹部及下肢足陽明經、足太陰經，行理筋疏導經氣手法施治。

（3）查找胸椎6至腰椎1棘突旁經筋結節點及條索狀物（筋結點），上、中、下三脘附近和臍周附近筋結點，施行：①點按（激發經氣）手法。②按揉理筋（疏筋）手法、彈撥分筋手法。③拿捏養筋、推擦溫筋手法，以產生溫熱感為度。操作3～5分鐘。

（4）任三焦疏理法：膻中──中脘──神闕──關元，注意使用從下往上推擦補法。請患者仰臥屈膝，按順時針方向按摩腹部20次，然後將拇指、食指分開，用虎口喝從恥骨聯合上緣向上推按，使胃底上舉。推按時在臀部適當墊高點。

五臟俞疏理法：腎俞──脾俞──肝俞──心俞──

肺俞，注意使用從下往上推擦補法。

督脈、夾脊穴疏理法：腰俞——腰陽關——命門——脊中——至陽。

【穴位點按手法】

點按百會、內關、足三里，各約1分鐘；艾灸百會、脾俞、腎俞、氣海、中脘、左梁門，各約15分鐘。

穴位見圖2-62，手法舉例見圖2-63、圖2-64。

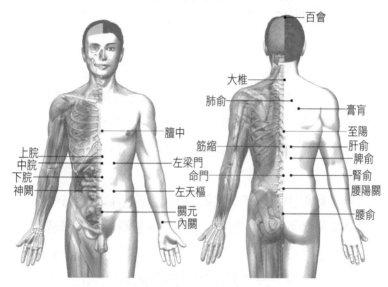

圖2-62　胃下垂取穴

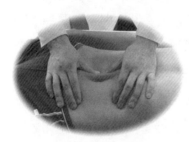

圖2-63　提拿臍周

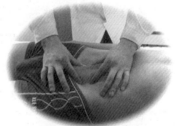

圖2-64　推擦臍腹

【承門絕技】

百會、陷谷穴（雙側）：點穴（細頻震顫點按）、按揉，各5～10分鐘。

治　驗

王某，女，45歲。1999年10月初診。自訴飽食之後，過勞傷氣，隨發脘脹，時發噯氣，小腹重墜，服健脾養胃之品，時好時犯，近日腹脹重，便時乾時稀，納減，疲乏無力。

檢查：體弱肌薄，面淡黃，苔白膩，脈沉緩，右關沉弱無力。X光鋇透所示：胃小彎在髂嵴連線下6公分。採用上述治療方法施治，經過15次治療，胃脹消除。鋇透證明：胃小彎在髂嵴連線上2公分，又鞏固治療10次停止。隨訪半年，宿疾已除。

按語：本例胃下垂患者，屬中醫「胃脘痛」範疇，脾胃虛寒型，治則為益氣健脾溫陽。在治療上採用疏理脾胃相關經脈與經筋，補益脾胃經氣，提高腹內相關經筋緊張度。又使用手法直接升舉下陷之胃體。艾灸脾俞、足三里、百會、氣海以鞏固療效。

這是因為氣海為元氣之海，溫灸可以扶陽益氣，足三里為胃經合穴，是「合治內府」的常用穴，脾俞可扶正培元，百會升提清陽。

諸穴合用，可以益氣升陽，培補中氣，健運脾陽。中氣充沛則脾胃自可恢復其健運之機，升降自如，則上下內外之陰陽自調而病癒。

二十一、糖尿病

糖尿病是中老年人的常見病，中醫稱消渴病。主要是胰島素分泌相對不足所引起糖代謝紊亂的一種疾病。

臨床表現為多飲、多食、多尿的「三多」症狀，同時出現全身乏力、消瘦、精神倦怠、糖尿、血糖升高、易感染等。還易出現胸背腰部有明顯疼痛，活動時疼痛加劇。嚴重時可致蛋白質、脂肪、水及電解質的代謝紊亂，引起心、腦、腎、神經、肝膽、胃腸、生殖器、皮膚、骨骼和肌肉等的病變。

尤其是脂肪代謝紊亂，可引起酮症酸中毒、失水、昏迷等，危及生命。如果血糖控制不理想，將出現一系列伴隨症狀：

（1）皮膚瘙癢，女性外陰瘙癢。

（2）男性會出現陽痿，女性可出現月經紊亂或閉經。

（3）出現酮症酸中毒，是糖尿病的嚴重急性併發症。

（4）皮膚感染、泌尿系感染及其他部位的化膿性感染。

（5）動脈硬化及微血管病變，常併發高血壓、冠心病、腦血管疾病等。若眼底動脈病變可引起失明。

（6）末梢神經受損，多下肢嚴重，常出現腳踏海綿感，肢端麻木、針刺樣疼痛等。

易經筋推拿療法

【易筋通經手法】

（1）首先檢查患者胸椎7～12棘突移位情況，若有，行胸椎側扳手法整復之（參考臨床推拿手法的胸椎整復及經筋疏理方法）。

（2）患者俯臥位，循背腰腿足部足太陽經；仰臥位，循手厥陰經、足太陰經，行理筋疏導經氣手法施治（參考十二經脈與十二經筋疏通法）。注意在內踝下及足弓附近、三陰交穴查找筋結點。

（3）查找胸椎棘突旁經筋結節點及條索狀物（筋結點）、膈俞、胰俞（雙側），進行：①點按（激發經氣）手法。②按揉理筋（疏筋）手法、彈撥分筋手法。③拿捏養筋、推擦溫筋手法，以產生溫熱感為度。操作3～5分鐘。

（4）**任三焦疏理法**：天突——膻中——中脘——神闕——關元。

五臟募疏理法：中府——巨闕——期門——章門——京門，配合五臟俞疏理法應用。

按揉胰腺法：中脘——左梁門——左梁門外25寸。

【穴位點按手法】

點按足三里、三陰交、內關、公孫，各約3～5分鐘。穴位見圖2-65，手法舉例見圖2-66，圖2-67。

【承門絕技】

內關、地機、三陰交、太白（均尋找敏感點）：點穴

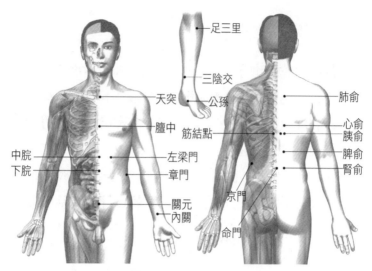

圖2-65　糖尿病取穴

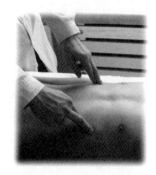

圖2-66　點按期門

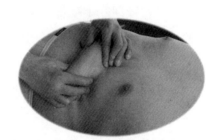

圖2-67　橫捏中脘至梁門

（細頻震顫點按）、按揉，各5～10分鐘。均取雙側穴位。

【生活注意】

（1）自我保健按摩，重點在上腹部、內關、三陰交、公孫、足三里等。

（2）保持樂觀情緒，避免精神緊張和過度刺激。

（3）嚴格合理地飲食控制，根據血糖、尿糖的變

化，及時調整飲食和降糖用藥。

（4）適當增加運動和體育鍛鍊。

二十二、呃 逆

呃逆古稱「噦」，俗稱「打嗝」，輕者持續數分鐘乃至數小時後不治自癒；重者晝夜不停或間歇發作，可遷延數日或數月不癒。呃逆是一種胸膈氣逆上沖，喉間呃呃有聲、難以自制，甚則妨礙談話、睡眠等的一種症狀。

呃逆可因很多原因誘發（如感受風寒），多為膈神經受到刺激，使膈肌痙攣所致。中醫認為，胃失和降、上逆動膈而致呃逆。一般病程短者，療效較好，病程長者，療效往往較差。

易經筋推拿療法

【易筋通經手法】

（1）首先檢查患者頸椎小關節紊亂情況，若有，用牽引旋轉側扳手法整復之（紊亂位置多在頸椎3～6節，也有在胸椎4～7節處者）。

（2）循患者手少陽經、手厥陰經，行理筋疏導經氣手法施治。

（3）尋找患者頸椎、胸椎棘突旁結節及條索狀物（筋結點）、膈俞（雙側），施行：①點按（激發經氣）手法。②按揉理筋（疏筋）手法、切撥分筋手法。③拿捏養筋、推擦溫筋手法，以產生溫熱感為度。每穴1～2分鐘。

（4）推天門：印堂──神庭──百會。

（5）任三焦疏理法：天突──膻中──三脘──關元──天樞。

【穴位點按手法】

點按攢竹、翳風、內關、公孫穴，各約1分鐘。

穴位見圖2-68，手法舉例見圖2-69、圖2-70。

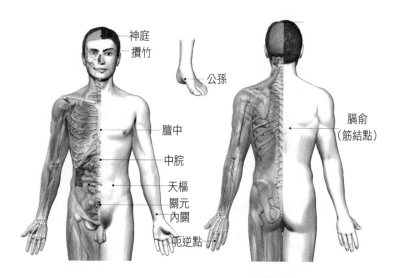

圖2-68　呃逆取穴

神庭
攢竹
公孫
膻中
中脘
天樞
關元
內關
呃逆點
膈俞
（筋結點）

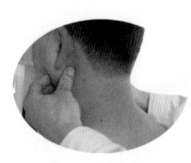

圖2-69　按揉翳風

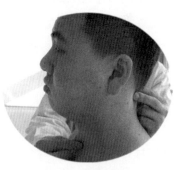

圖2-70　按揉攢竹

【承門絕技】

呃逆穴（耳穴）：點穴（細頻震顫點按）、按揉，5～10分鐘。取健側穴位。

二十三、膽囊炎、膽石症

患者右上腹部疼痛和不適，有時有灼熱感，並向右側肩胛下區放射。常見於晚上或飽餐後或進食油膩食物後疼痛明顯加重，甚至可發生絞痛。部分患者可出現噁心嘔吐、反酸噯氣、消化不良、腹痛腹脹等。

該病是消化系統的常見病症，纏綿不癒，可伴隨多年，易反覆發作，並引起體內代謝障礙、感染及膽汁瀦留，形成結石或梗阻，引起右上腹劇烈疼痛，此時必須按急腹症處理。

體格檢查：右上腹部有觸痛，在右鎖骨中線的右肋弓下，有時可捫及圓形塊狀物，胸椎6～9可發現棘突後突或偏歪，偏歪側棘突旁可觸及條索狀或結節狀腫物，壓痛明顯。臨床檢查肝膽超音波可明確診斷。

易經筋推拿療法

【易筋通經手法】

（1）首先檢查患者胸椎6～9關節紊亂情況，若有，用胸椎側扳手法整復之（參考臨床推拿手法的胸椎整復及經筋疏理方法）。

（2）俯臥位，循患者背、腰足太陽經、足少陽經，

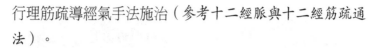

行理筋疏導經氣手法施治（參考十二經脈與十二經筋疏通法）。

（3）尋找患者胸椎6～9棘突旁經筋結節點及條索狀物（筋結點）、肝俞、膽俞（雙側），施行：①點按（激發經氣）手法。②按揉理筋（疏筋）手法、切撥分筋手法。③推拿養筋手法。操作3～5分鐘。

（4）**五臟募穴疏理法**：巨闕——中脘——期門——日月——章門（沿季肋弓走向），行點按、揉、推擦手法，產生溫熱感為度，操作5～8分鐘。

【穴位點按手法】

點按足三里、膽囊穴或陽陵泉、丘墟透照海，均取雙側，各3～5分鐘。

穴位見圖2-71，手法舉例見圖2-72、圖2-73。

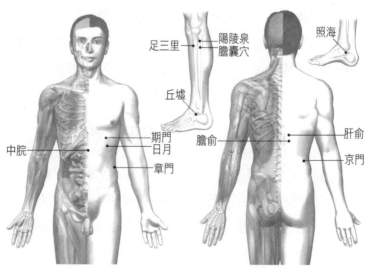

圖2-71　膽囊炎、膽石症取穴

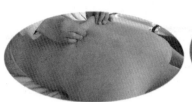

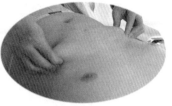

圖2-72　拿捏膽兪　　　　圖2-73　提捏日月

【承門絕技】

左側痛靈穴（中渚近腕側敏感點）：點穴（細頻震顫點按）、按揉，5～10分鐘。

【生活注意】

（1）注意飲食調養，多吃清淡食物。

（2）保持樂觀情緒。

（3）經常按揉足三里、膽囊穴等穴。

二十四、便　秘

排便次數減少，糞質乾燥、堅硬，艱澀難下者，稱為便秘。正常人一般每天大便一次，便質成形，不堅不溏。一天排便兩次或兩天排便一次而便質正常者，也不屬便秘範圍。各種原因導致腸腑傳導功能失常、津液失充是便秘發生的主要原因。

1. 熱秘

大便乾結不通，腹痛，按之有塊作痛，口臭口渴，面赤尿黃，苔黃燥，脈滑實。多因陽明積熱，津液受灼，腸腑津液枯燥所致。

2. 氣秘

大便秘而不甚乾結，腹脹連及兩脅，噯氣頻作，心煩易怒，舌苔多薄膩，脈偏弦。多因情志不暢，肝氣鬱滯而失於疏泄所致。

3. 虛秘

大便數日一行，便質不堅，面色無華，神疲乏力，頭暈眼花，舌淡苔白，脈細弱。多因肺脾氣虛，大腸傳送無力、腸失潤下所致。

4. 冷秘

大便艱澀難下，腹中冷痛，四肢不溫，喜暖畏冷，小便清長，苔白潤，脈沉遲。多因陽氣不運，陰寒凝結，不能化氣布津所致。

易經筋推拿療法

【易筋通經手法】

（1）首先檢查患者腰椎4、5關節紊亂情況，若有，用腰骶椎側扳手法整復之（參考臨床推拿手法的腰椎整復及經筋疏理方法）。

（2）循患者背腰足太陽經、足陽明經、足太陰經，行理筋疏導經氣手法施治（參考十二經脈與十二經筋疏通法）。

（3）尋找患者腰椎4、5橫突間經筋結節點或條索狀物（筋結點）、大腸俞（雙側），施行：①點按（激發經氣）手法。②按揉理筋（疏筋）手法、切撥分筋手法。③拿捏養筋手法。操作3～5分鐘。

（4）**調理腸腑及中下焦**：右腹結——天樞——中脘——左腹結——天樞——關元，行點按、拿捏手法；若非熱秘行推擦溫補手法，操作8～12分鐘。

（5）橫推中府穴3～5分鐘。

【穴位點按手法】

點按支溝、合谷、上巨虛、足三里，各約1分鐘。

穴位見圖2-74，手法舉例見圖2-75、圖2-76。

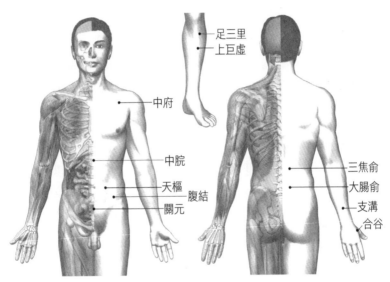

圖2-74　便秘取穴

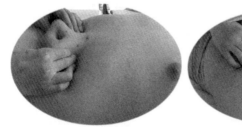

圖2-75　拿捏天樞

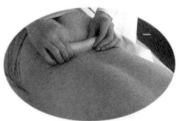

圖2-76　拿捏大腸俞

【承門絕技】

絕骨穴：點穴（細頻震顫點按）、按揉，各5～10分鐘。取雙側穴位。

二十五、腹 瀉

腹瀉又稱為「泄瀉」，是指大便次數增多，糞便稀薄而言。一年四季均可發病，尤以夏秋季節多見。腹瀉的病位主要在脾胃，與肝腎也有一定的關係。凡感受外邪、肝脾不和、脾氣虛弱及腎陽不足，均可導致脾胃功能障礙，升降失職而發生腹瀉。西醫學中，見於消化系統的某些病變，較常見的有急慢性腸炎、過敏性結腸炎、腸結核、胃腸神經功能紊亂等疾病。

腹瀉致病原因包括外感、內傷兩方面。外感以寒、熱、濕邪侵襲為多；內傷則以臟腑虛弱、七情不和及飲食不節為主。

1. 感受外邪

外感寒、暑、濕、熱之邪，邪氣內擾胃腸，胃腸傳導失職，升降失職，因此發生腹瀉。

2. 飲食所傷

飲食過量，宿食停滯；或過食肥甘厚味，影響脾胃的運化；或誤食生冷不潔之物，致脾胃傳導失職，升降失常，均可引發腹瀉。

3. 情志失調

惱怒傷肝，肝氣鬱結，橫逆犯脾；或因思慮過度，脾

氣受損，運化失常而出現腹瀉。

4.脾胃虛弱

因飲食失調、勞倦內傷、久病不癒，均可導致脾胃虛衰，升降失常，清濁不分，混雜而下，發為腹瀉。

5.腎陽虧損

腎陽（命門之火）能幫助脾胃腐熟水穀及消化吸收。若因久病耗損腎陽，或年老體弱，腎陽不足，脾失溫煦，不能腐熟水穀，因而引致腹瀉。

易經筋推拿療法

【易筋通經手法】

（1）首先檢查患者胸、腰骶椎關節錯位情況，若有，用胸、腰椎側扳手法整復之（參考臨床推拿手法的胸、腰椎整復及經筋疏理方法）。

（2）循患者背腰骶部及雙下肢足太陽經、足陽明經，行理筋疏導經氣手法施治（參考十二經脈與十二經筋疏通法）。

（3）尋找患者背腰骶部結節點或條索狀物（筋結點）、八髎、脾俞、大腸俞常（均取患側），施行：①點按（激發經氣）手法。②按揉理筋（疏筋）手法。③推擦養筋（溫筋）手法，以產生溫熱感為度。操作3～5分鐘。

（4）督脈、夾脊穴疏理法：腰俞——腰陽關——命門——脊中——至陽。

俞募配穴調理法：大腸俞——天樞，脾俞——章門，胃俞——中脘（均取雙側）。

三陰經疏理法：公孫──照海──三陰交──陰陵泉
（均取雙側）。

【穴位點按手法】

點按百會、內關、足三里，各約1分鐘；艾灸天樞、
神闕、關元、大腸俞，各約15分鐘。

穴位見圖2-77，手法舉例見圖2-78、圖2-79。

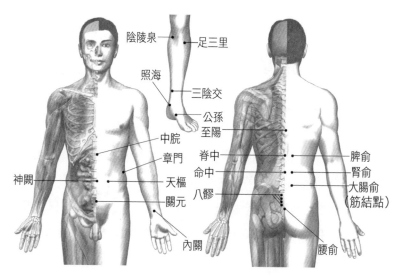

圖2-77　腹瀉取穴

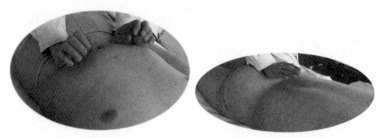

圖2-78　推擦天樞　　　　圖2-79　推擦八髎

【承門絕技】

陷谷（或足臨泣）：點穴（細頻震顫點按）、按揉，各5～10分鐘。取雙側穴位。

治 驗

梁某，男，29歲。腹瀉7個月。始因飲用涼水，復患感冒17天，病後又因飲食所傷，即出現腹痛下墜，泄下痛緩，糞便帶白色黏液，內服西藥（藥物不詳）無效，又服健脾止瀉中藥60餘劑稍有減輕，停藥後則腹瀉如故。

現大便1日4～5次，糞便帶白色黏液，完穀不化，少腹拘急發涼，得暖則舒，飲食生冷則泄瀉加重，口淡不渴，尿急尿頻，身瘦形寒，畏寒肢冷，面色萎黃，舌淡苔白，脈象沉遲。依上法施治5次而癒，精神好，大便日行2次，繼續調理數次以鞏固療效。

按語：本病屬中醫「泄瀉」範疇。《傷寒論》277條：「自利不渴者，屬太陰，以其藏有寒故也，當溫之。」本例自利不渴，一派寒象，故證屬太陰虛寒，脾損及腎。治則為溫補真陽，健脾止瀉。故補神闕溫運中陽，補關元以補真陽，取大腸俞、天樞俞募配穴，先去腸腑寒邪，然後，配合整體調理，使其正氣很快得以恢複。

二十六、更年期綜合徵

更年期綜合徵是指婦女在49歲左右時，由於內分泌系統功能的明顯改變而出現月經紊亂，情志異常，心煩不

安，頭暈心悸，面部潮紅等症狀之稱。中醫認為諸證均起於腎虛不能濡養和溫煦臟腑所致。

1. 肝陽上亢

月經紊亂，經來量多或淋瀝不斷，心煩易怒，頭暈目眩，胸脅不舒，腰膝疲軟，舌質紅，脈弦細數。多因腎陰不足，陽失潛藏所致。

2. 心血虧損

面色不華，心悸怔忡，頭暈失眠，四肢乏力，舌質淡紅，脈細。多因勞心過度，耗傷陰血所致。

3. 脾胃虛弱

面色蒼白，神倦肢怠，腹脹納呆，便溏尿清，舌質淡胖，脈沉細無力。多因腎陽虛衰，脾失於溫煦所致。

4. 痰氣鬱結

胸痞不舒，脘腹脹滿，噯氣吐涎，形體虛胖，納呆便溏，苔膩，脈滑。多因脾失健運，痰濕阻滯所致。

易經筋推拿療法

【易筋通經手法】

（1）首先檢查患者頸椎、胸椎、腰椎關節紊亂情況，若有，用旋轉側扳手法整複之。

（2）循患者周身足太陽經、足三陰經（重點足太陰經筋），施行：理筋疏導經氣手法。

（3）尋找患者背部、腰骶部經筋結節點或條索狀物（筋結點）、八髎（雙側），施行：①點按（激發經氣）手法。②按揉理筋（疏筋）手法。③拿捏養筋、推擦溫筋

手法，以產生溫熱感為度。操作3～5分鐘。

（4）**五臟俞穴疏理法**：腎俞——脾俞——肝俞——心俞——肺俞。

任三焦疏理法：膻中——巨闕——中脘——神闕——關元。

寬胸理氣疏理法：大陵——內關——曲澤。

三陰經疏理法：公孫——照海——三陰交——陰陵泉。

【穴位點按手法】

點按子宮、卵巢、太衝、足三里、百會、四神聰，各約1分鐘。

穴位見圖2-80，手法舉例見圖2-81～圖2-83。

【承門絕技】

靈谷穴、靈衝穴（太衝穴上方骨叉間敏感點）：點穴

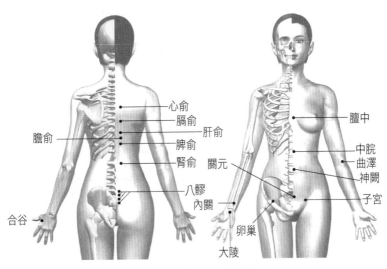

圖2-80　更年期綜合徵取穴

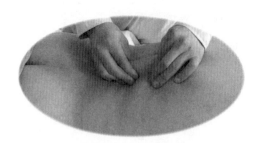

圖2-81　督脊疏理法

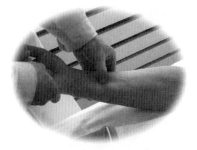

圖2-82　點穴內關

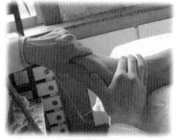

圖2-83　推揉足弓

（細頻震顫點按）、按揉，各5～10分鐘。均取雙側穴位。

二十七、閉　經

　　凡女子年齡超過18歲仍不見月經來潮，或是已經形成月經週期，但又連續中斷3個月以上者，稱為經閉或閉經。經閉可因卵巢、內分泌障礙等引起。中醫認為，在妊娠期、哺乳期和絕經期以後的停經，屬生理現象，不包括在此範疇。但對原發性經閉者，應排除子宮缺如、處女膜閉鎖等；對繼發性經閉者，要與早期妊娠相區別。

1.血枯經閉

　　多因先天不足，腎氣未充，或早婚多產，耗損精血；

或是飲食勞倦，損及脾胃，致使化源不足；或是大病久病，耗損精血，以及失血過多等，導致衝任失養，血虛無餘可下而經閉。多表現為超齡而月經未至，或是先見經期錯後，經量逐漸減少，而終至經閉。兼見頭暈耳鳴，心悸怔忡，腰膝酸軟無力等。

2. 血滯經閉

多因肝氣鬱結，血滯不行；或飲冷、受寒，邪客胞宮；或脾失健運，痰濁內阻，致使衝任不通而經閉。多表現為經閉不行，精神抑鬱，煩躁易怒，小腹脹痛拒按，或形寒肢冷，小腹冷痛，喜溫喜按等。

易經筋推拿療法

【易筋通經手法】

（1）首先檢查患者腰骶椎關節錯位情況，若有，行腰骶椎側扳手法整復之（參考臨床推拿手法的腰椎整復及經筋疏理方法）。

（2）循患者足太陰經、足厥陰經、足少陰經、足陽明經，行理筋疏導經氣手法施治（參考十二經脈與十二經筋疏通法）。注意在行間與太衝之間、足弓附近查找筋結點。

（3）在患者腰骶椎附近查找經筋結節點或條索狀物（筋結點）、臍周及下方小腹筋結點、八髎（雙側），施行：①點按（激發經氣）手法。②按揉理筋（疏筋）手法。③拿捏（養筋）、推擦（溫筋）手法，以產生溫熱感為度。操作3～5分鐘。

（4）**補命門**：對患者左腎俞——命門——右腎俞行橫向鉗弓式拿捏、縱向推擦足太陽經筋（從八髎穴到命門穴），行溫補手法。操作3～5分鐘。

疏理任三焦法：膻中——中脘——神闕——天樞——氣海——關元——水道，行點按、推擦手法，橫向推拿腹直肌。

三陰經疏理法，五臟俞調理法。

【穴位點按手法】

點按膈俞、內關、合谷（均取雙側），各約1分鐘。

穴位見圖2-84，手法舉例見圖2-85、圖2-86。

【承門絕技】

靈谷穴、三陰交、靈衝穴：點穴（細頻震顫點按）、按揉，各5～10分鐘。均取雙側穴位。

治　驗

鄭某，女，23歲，教師。閉經5個月。檢查：面色萎黃，無苔，脈沉細。診斷：閉經。依上方上法治療8次告癒。

按語：本病屬氣血虛弱型，治則為益氣補血，溫經下血。肝、脾、腎俞為治閉經要穴。補脾俞能補脾生血，補腎俞能溫腎壯陽，調肝俞以滋肝養血。中脘為胃之募穴，又是腑會之處，用補法能溫升諸腑之陽氣，又能溫中健脾以養萬物。氣海統納氣機，補之能益氣助陽。關元為三焦之氣所發，又是小腸募穴，補之能溫暖胞宮益三焦之氣。三陰交能溫三陰經之陽氣。相關經筋得以疏理，相關經脈

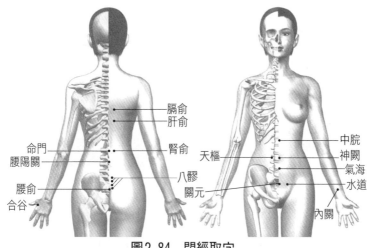

膈俞
肝俞
腎俞
命門
腰陽關
八髎
腰俞
關元
合谷

中脘
神闕
天樞
氣海
水道
內關

圖2-84　閉經取穴

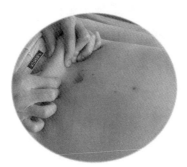

圖2-85　拿捏小腹經筋

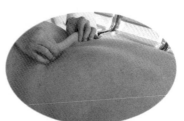

圖2-86　拿捏腎俞

氣血得以調暢，氣血充足，故治療後月經得以來潮。

二十八、痛　經

　　婦女在行經前後或正值行經期間，小腹及腰部疼痛，甚則劇痛難忍，常伴有面色蒼白、頭面冷汗淋漓等症，因其隨著月經週期發作，故稱為痛經或經行腹痛。

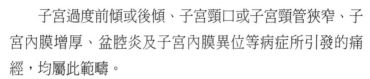

子宮過度前傾或後傾、子宮頸口或子宮頸管狹窄、子宮內膜增厚、盆腔炎及子宮內膜異位等病症所引發的痛經，均屬此範疇。

中醫認為，痛經多因氣滯血瘀、寒濕凝滯、氣血虛損引起下焦氣血的運行不暢所致。經水為血所化，血隨氣行，氣血充沛，則氣行血和，經行暢通，自無疼痛之患；若氣滯血瘀或氣虛血少，則經行不暢，不通則痛。

其病患部位在胞宮。一般在經前、經期痛者屬實，多以寒凝氣滯為主；經後痛者為虛，多以肝腎虧虛為主。若痛時拒按多屬實，當按揉腹部時，可有小腹部的皮下組織緊張、臍周脹滿、壓痛，腹部中、下段的皮下組織緊張感亦較明顯，在臍下方之小腹或少腹可有硬結等反應物；若寒凝明顯者，腹部的皮下軟組織久按不溫；喜按多屬虛，腹部鬆軟無力，按之即下陷，臍周脹滿或壓痛，可有臍下動氣明顯的感覺。

另外，可伴有頭痛、頭暈、噁心乏力等症狀。

易經筋推拿療法

【易筋通經手法】

（1）首先檢查患者腰骶椎關節錯位情況，若有，行腰骶椎側扳手法整復之（參考臨床推拿手法的腰椎整復及經筋疏理方法）。

（2）循患者足太陰經、足厥陰經、足少陰經、足陽明經，行理筋疏導經氣手法施治（參考十二經脈與十二經筋疏通法）。注意在行間與太衝之間、足弓附近查找筋結

點。

（3）在患者腰骶椎附近查找經筋結節點或條索狀物（筋結點）、臍周及下方小腹筋結點、八髎（雙側），施行：①點按（激發經氣）手法。②按揉理筋（疏筋）手法、彈撥分筋手法。③拿捏養筋、推擦溫筋手法，以產生溫熱感為度。操作3～5分鐘。

（4）補命門：對患者左腎俞——命門——右腎俞行橫向鉗弓式拿捏，並推擦之（從八髎穴開始），行溫補手法，操作3～5分鐘。

五臟俞調理法，三陰經疏理法。

疏理任三焦法：膻中——中脘——神闕——天樞——氣海——關元——水道。

臨床施治時，注意上清下補手法。

【穴位點按手法】

點按公孫、太衝、內關、內外踝下後方筋結點、合谷（均取雙側），各約1分鐘。若艾灸關元、八髎、三陰交，效果更佳。

穴位見圖2-87，手法舉例見圖2-88、圖2-89。

【承門絕技】

膻中、足臨泣（雙側）：點穴（細頻震顫點按）、按揉，各5～10分鐘。

治 驗

金某，女，22歲。患痛經4年，經前腹痛，經色紫黑成塊，手足發熱，伴有頭痛，腰痛，乏力，食慾不振等症

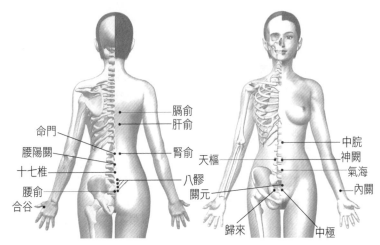

膈俞
肝俞
命門
腰陽關
十七椎
腰俞
合谷
腎俞
八髎
關元
天樞
中脘
神闕
氣海
內關
歸來
中極

圖2-87　痛經取穴

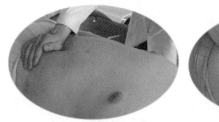

圖2-88　橫推小腹經筋

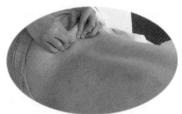

圖2-89　拿捏八髎穴

狀，婦科檢查無異常。口服鎮痛、鎮靜等藥物無效。診斷為痛經。

　　用上述療法施治後疼痛即止，3次而癒，未再復發。

　　按語：本病屬氣滯血瘀型，治則為理氣祛瘀，扶正止痛。中脘為胃之募穴，又是腑會之處，用補法能溫升諸腑之陽氣，又能溫中健脾以養萬物。氣海統納氣機，為下焦之要穴，補之能益氣助陽。關元為三焦之氣所發，又是小腸募穴，補之能溫暖胞宮益三焦之氣。三陰交能溫三陰經

之陽氣。相關經筋得以疏理，相關經脈氣血得以調暢，氣血充足。經行瘀散，血行痛止。

二十九、乳 少

產後乳汁的分泌與乳腺的發育、胎盤的功能以及全身情況有密切關係。垂體功能低下或孕期胎盤功能不全，由於促性腺激素、促腎上腺皮質激素、生長激素以及雌、孕激素分泌不足，阻礙乳腺的發育，影響產後乳汁分泌。

此外，精神因素或哺乳不當也可造成乳汁不分泌或分泌量減少。

臨床著重辨虛實，治療亦分虛實，並重視全身調治。

1.氣血虛弱

乳少，甚或全無，乳汁清稀，乳房柔軟，無脹感，面色少華，神疲食少，舌淡少苔，脈虛細。多因脾胃素弱，生化之源不足，氣血虧虛，不能化生乳汁而致。

2.肝鬱氣滯

乳少，甚或全無，胸脅脹悶，情志抑鬱不樂，乳房脹硬而痛，或有微熱，食慾減退，舌質暗紅，苔薄黃，脈弦細。多因產後情志抑鬱，肝失條達，氣機不暢，以致經脈澀滯，阻礙乳汁運行。

易經筋推拿療法

【易筋通經手法】

（1）首先檢查患者胸椎4、5節及胸椎9、10節關節

錯位情況，若有，用胸椎手法整復之（參考臨床推拿手法的胸椎整復及經筋疏理方法）。

（2）患者仰臥位，循足太陰經、足厥陰經及足陽明經，行理筋疏導經氣手法施治（參考十二經脈與十二經筋疏通法）。

（3）在背部胸椎附近查找經筋結節點或條索狀物（筋結點）、肩井、膈俞、肝俞（均取患側），施行：①點按（激發經氣）手法。②按揉理筋（疏筋）手法、切撥分筋手法。③拿捏養筋、推擦溫筋手法，以產生溫熱感為度。操作3～5分鐘。

（4）督脈、夾脊穴疏理法，肩井疏理法。

任三焦疏理法：膻中——中脘——神闕——關元。

五臟募疏理法：巨闕——乳根——期門——章門——京門。

（5）乳房周圍上下左右乳根部穴，分別點按、推揉手法，注意手法要輕柔，最好配合用吸乳器抽吸乳頭。

【穴位點按手法】

點按合谷、內關、少澤，均取雙側，各約1分鐘。

注意配合飲食調養，多食豬蹄（加通草適量做湯）、鯽魚湯、糯米紅豆粥，口味宜淡不宜鹹，忌食辛辣，保持心情舒暢。

穴位見圖2-90，手法舉例見圖2-91、圖2-92。

【承門絕技】

膻中、少澤（雙側）：點穴（細頻震顫點按）、按揉，各5～10分鐘。

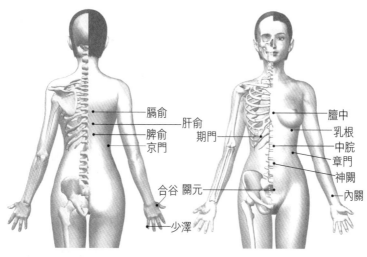

圖2-90　乳少取穴

膈俞
肝俞
脾俞　期門
京門

合谷　關元

少澤

膻中
乳根
中脘
章門
神闕
內關

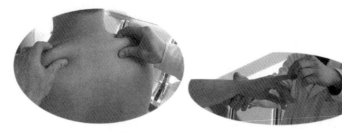

圖2-91　揉捏肩井　　　　圖2-92　按揉少澤

治　驗

趙某，女，25歲，產後4個月乳汁一直量少，曾服中藥無效。患者食少氣短，有時心悸，四肢無力易疲勞。查體：面色蒼白，乳房柔軟、乳汁清稀，舌質淡紅，脈細而緩。依上述療法治療3次，患者食量增多，乳汁增多，隨訪2個月，療效鞏固。

按語：本病屬心脾兩虛型，治則為補益心脾，通絡下

乳，用補法施治。取相關經筋疏通補脾胃益氣血，內關、公孫可助心脾而調整運化功能，按膻中、合谷、少澤可益氣通絡。故上方合用則水穀得化，乳汁得生，本病自癒。

三十、子宮脫垂

　　子宮脫垂是指因支援組織的損傷、薄弱而使子宮從正常位置沿陰道下降。根據脫垂的程度可分為Ⅲ度。Ⅰ度：宮頸位於坐骨棘與陰道口之間的水平；Ⅱ度：宮頸或部分宮體脫出陰道口外；Ⅲ度：整個宮頸與宮體全脫出於陰道口外。Ⅱ度還可分為輕重兩型。此分度統一了本病的診斷標準和療效判斷標準。本病多因分娩產傷、產褥期調攝不當及其他疾病引起腹壓增加而致。

　　中醫稱本病為陰挺。主要是因氣虛下陷與腎虛不固致胞絡損傷，不能提攝子宮而致。該病只要預防得當，是可以避免發生的。

1.氣虛

　　子宮下移或脫出於陰道口外，勞則加劇，小腹下墜，四肢無力，少氣懶言，面色少華，小便頻數，帶下量多，質稀色白，舌淡苔薄，脈虛細。多因產傷如難產、產程過長或臨產時用力太過，或產後勞動過早，或持續性地用一種體位勞動，或慢性咳嗽，便秘等，以致脾虛氣弱，中氣下陷，不能提攝，而致陰挺下脫。

2.腎虛

　　子宮下脫，腰酸腿軟，小腹下墜，小便頻數，夜間尤

甚，頭暈耳鳴，舌淡紅，脈沉弱。多因素體虛弱，房勞多產，以致胞絡損傷，子宮虛冷，攝納無力，致令下脫。

易經筋推拿療法

【易筋通經手法】

（1）首先，查患者腰骶椎關節紊亂情況，若有，行手法整復之。

（2）循患者足太陽經及足三陰經，行理筋疏導經氣手法施治。

（3）在患者腰骶部尋找經筋結節點或條索狀物（筋結點）、八髎（雙側），施行：①點按（激發經氣）手法。②按揉理筋（疏筋）手法、彈撥分筋手法。③推擦養筋（溫筋）手法，以產生溫熱感為度。操作3～5分鐘。

（4）推命門（左腎俞——命門——右腎俞）行橫向鉗弓拿捏、縱向推擦經筋（從八髎穴開始），溫補手法。操作3～5分鐘。

督脈、夾脊穴疏理法，任三焦疏理法（注意橫向提捏小腹經筋，並且從下至上推擦小腹），三陰經疏理法。

【穴位點按手法】

點按百會、太衝、足三里（均取雙側），各約1分鐘。若艾灸百會、關元、八髎、三陰交，效果更佳。

穴位見圖2-93，手法舉例見圖2-94、圖2-95。

【承門絕技】

百會、足臨泣（雙側）：點穴（細頻震顫點按）、按揉，各5～10分鐘。

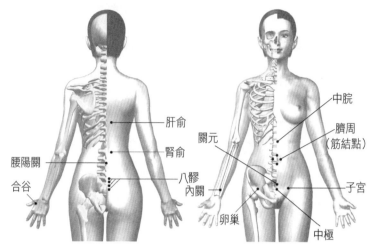

中脘

肝俞

關元

臍周
（筋結點）

腎俞

腰陽關

合谷

八髎
內關

子宮

卵巢

中極

圖2-93　子宮脫垂取穴

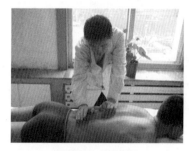

圖2-94　推命門

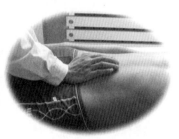

圖2-95　推擦小腹經筋

治 驗

趙某，女，42歲，1998年1月17日初診。1976年10月產後，工作勞累未能休息，冬季則感腰酸腿痛，肩、肘、膝關節酸楚不適，並感下腹墜重，曾服中藥治療，效果不顯，故未能堅持治療。1977年春季發現陰道口外生一物，狀如雞卵，色淡紅而去醫院診治，確診為子宮脫垂Ⅲ度，雖經治療，亦遷延不癒。

病者來診時精神不振，語言低怯。頭暈心悸，體倦乏力，腰膝酸軟，時感隱痛，下腹墜重，站立行走均感不適，喜臥。陰道口有物時隱時出。面色淡白略黃，舌質淡，邊有齒痕，苔薄，兩脈細弱。

經上述方法1次後，感下腹墜重明顯減輕，緩慢行走無不適之感。治療3次後頭暈減輕，未出現心悸，上下樓時下腹部未有不適感覺，腰酸痛明顯減輕。針9次後曾去醫院婦科複查，子宮已恢復正位。病者略有腰酸痛外，餘症亦基本消失。

按語：本病屬中醫「陰挺下脫」範疇，氣虛不攝是其本質，補氣養血，升陽舉氣是其根本治法。通陽脈，益陰經，補命門，溫下元，振腎陽。通過綜合治療，經筋得以調理，氣血得以調暢，陽氣充盈，胞宮復位。臨床屢驗。

三十一、癃 閉

癃閉是指膀胱儲滿尿液，但病人不能隨意解出的一種病症。腹部手術、顱腦病變、前列腺肥大、妊娠、結石、局部炎症、解痙藥物的使用、精神緊張以及體位因素等都有可能引起本病。癃閉病者常有尿意而排不出小便，自感下腹脹痛，坐臥不安，下腹部可觸及球狀脹大之膀胱，叩診呈濁音。是膀胱氣化功能失常的表現。

1.腎氣不充

面色㿠白，腰膝疲軟，神疲氣怯，畏寒肢冷。多因命門火衰，不能鼓舞膀胱氣化所致。

2.膀胱濕熱

下腹脹痛，口渴煩躁，大便不暢，多因濕熱壅積阻遏膀胱氣化所致。

3.氣機鬱滯

脅腹脹滿，情志憂鬱，多煩善怒。多因肝氣失於疏泄，肺氣失於肅降，以致不能通調水道，下輸膀胱所致。

4.跌仆外傷

小腹脹滿，多因筋脈瘀阻，膀胱氣化不利所致。

易經筋推拿療法

【易筋通經手法】

（1）首先檢查患者胸椎、腰骶關節紊亂情況，若有，用側扳手法整復之（參考臨床推拿手法的胸、腰椎整復及經筋疏理方法）。

（2）患者先俯臥位、後仰臥位，循足太陽經、足三陰經行理筋疏導經氣手法施治（參考十二經脈與十二經筋疏通法）。

（3）在患者腰骶部尋找筋結點（筋結點）、會陰穴附近筋結點，施行：①點按（激發經氣）手法。②按揉理筋（疏筋）手法、切撥分筋手法。③推擦養筋（溫筋）手法，以產生溫熱感為度。操作3～5分鐘。

（4）仰臥位，**疏理任三焦法**：先按順序點按揉中府——膻中——中脘——水分——氣海——關元——中極，然後，用單手掌從臍部緩慢推按至關元至曲骨，手法從輕至重適宜，反覆多次，直到尿液排出。

（5）仰臥位，**三陰經疏理法**：湧泉——照海——三陰交——陰陵泉。

穴位見圖2-96，手法舉例見圖2-97、圖2-98。

【承門絕技】

百會、足臨泣（雙側）：點穴（細頻震顫點按）、按

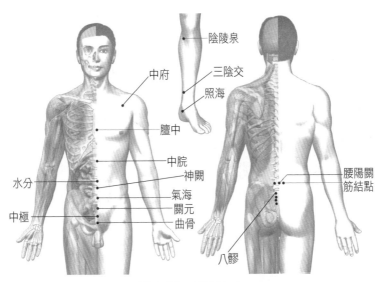

圖2-96　癃閉取穴

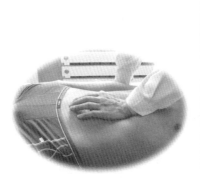

圖2-97　推腹

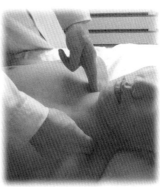

圖2-98　點按中府

揉，各5～10分鐘。

治 驗

曹某，男，78歲。主訴：小腹脹痛劇烈，排尿困難2天。病史：於2002年1月26日上午，患者自覺腹脹、腹痛，逐漸由輕轉劇，經當地中醫服中藥1劑治療未效。從發病起，2天1夜，劇痛難忍，並未片刻停止，飲食不進，不小便，於本月28日求診。檢查：營養發育尚佳，兩頰潮紅，表情痛苦，輾轉不安，脈象細濡。心肺：聽診無異常，肝脾未觸及，上腹部平坦，回盲部無壓痛，小腹部膨脹拒按，叩呈濁音，當時初診：尿瀦留。經腹部彩超明確診斷：前列腺肥大伴尿瀦留。

按以上方法施治，按後約10分鐘，患者自動小便，尿量約800毫升，從此疼痛停止而入睡。而後繼續鞏固治療5次，飲食復如常，疼痛完全消失，小便基本正常。

按語：本病屬中醫「癃閉」範疇，膀胱濕熱、氣化不利型，治則為清熱利濕通膀胱氣機。故取相關經筋鬆解，整復錯位椎體（在腰骶椎多見），疏通膀胱氣機而通利小便；陰陵泉清利脾經濕熱，不可不用。諸經筋穴配伍通氣機、清濕熱而達到小便利之目的。

三十二、遺 尿

遺尿是指3歲以上的人在睡眠時不知不覺地將小便尿在床上，又稱「尿床」。輕者數晚一次，重者一夜數次。

病者多為兒童，可有精神不振、食慾減退、消瘦等全身症狀。本病多因腎氣不足、下元虛冷所致。

1. 下元虛寒

夜間遺尿，小便清長，面色蒼白，惡寒肢冷，腰酸腿軟，舌質淡，脈沉細。此因腎陽不足、膀胱約束無權所致。

2. 脾肺氣虛

夜間遺尿，四肢無力，面色蒼白，神疲體倦，納差便溏，尿頻而量不多，舌淡脈緩。此因上虛不能制下、膀胱約束無權所致。

3. 肝經鬱熱

夜間遺尿，兩脅不舒，性情急躁，小便黃燥，或有手足心熱，唇紅，苔薄黃，脈弦數。此因邪熱鬱於下焦、膀胱氣機受阻所致。

易經筋推拿療法

【易筋通經手法】

（1）循患者足少陰經、足太陽經，行理筋疏導經氣手法施治（參考十二經脈與十二經筋疏通法）。

（2）注意糾正頸椎、胸椎、腰椎關節紊亂情況，若有，用側扳手法整復之（參考臨床推拿手法的腰椎整復及經筋疏理方法）。

（3）尋找背部督脈、夾脊穴、八髎穴，膕窩委中及內踝後下方筋結點，施行：①點按（激發經氣）手法。②按揉理筋（疏筋）手法。③推擦養筋（溫筋）手法，以產

生溫熱感為度。操作3～5分鐘。

（4）推命門：左腎俞——命門——右腎俞。

中下焦疏理法：巨闕——中脘——神闕——關元。

推足弓：參考足太陰經疏通法。

【穴位點按手法】

點按百會、四神聰，各約1分鐘；百會、命門、關元，加灸15分鐘，療效更佳。穴位見圖2-99，手法舉例見圖2-100，圖2-101。

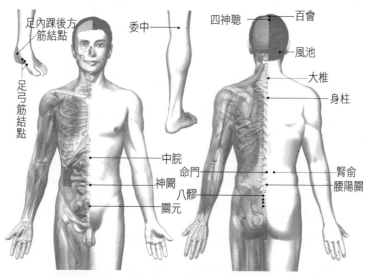

圖2-99　遺尿取穴

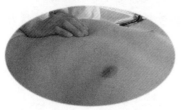

圖2-100　推擦臍腹

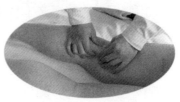

圖2-101　拿捏委中

【承門絕技】

夜尿穴、百會穴：點穴（細頻震顫點按）、按揉，各5～10分鐘。

治　驗

楊某，女，14歲。2002年11月9日初診。自訴從小至今，每夜尿床，白天勞累或多飲則夜間尿床往往增至2次，尿時毫無知覺。白天尿頻，色澄清，淋漓不盡，稍有尿意則急而難禁，久經中西醫治療，未有效。經常頭暈肢冷，腰膝酸痛。查體：舌淡紅，中後白膩，脈沉細。診斷：夜尿。治以益氣固腎。用上述方法施治，2次後，夜裡尿床似有知覺，又治療5次，夜間已不再尿床。

按語：本病症屬腎陽命門火衰，治則為補益腎陽。著重用足少陰經穴及足太陽經穴疏理，腎與膀胱相表裡，腎主裡，開竅於二陰，職司二便，腎氣不足則膀胱虛冷而不能貯存津液，故尿頻不禁。命門火衰，溫化失常，故體寒肢冷，尿液澄清。

對上述相關兩經疏理溫補之，能鼓舞下元以助膀胱制約之功。故10餘年之痼疾，僅治療7次而癒。

三十三、陽　痿

陽事不舉或舉而不堅，稱為陽痿，也稱陰痿，是性功能低下的表現。本病多由於恣情縱慾，誤犯手淫，以致腎精虧損，命門火衰，或由於思慮驚恐，損傷心腎所致。也

有因濕熱下注，宗筋弛縱得病者，但屬少見。

1.命門火衰

面色㿠白，陽事不舉，腰膝酸軟，頭暈目眩，舌淡苔白，脈沉細。此乃腎精虧損所致。

2.心脾受損

陽事難舉，夜不安眠，納差便溏，面色不華，舌淡苔薄膩，脈細。多因思慮傷脾，血不榮筋所致。

3.濕熱下注

陽事可舉，但短暫不堅，陰囊潮濕，下肢酸重，小便黃赤，舌苔黃膩，脈象濡數。此乃濕熱之邪流注下焦，致使宗筋弛縱之證。

易經筋推拿療法

【易筋通經手法】

（1）首先檢查患者腰骶關節紊亂情況，若有，用腰骶椎側扳手法整復之（參考臨床推拿手法的腰椎整復及經筋疏理方法）。

（2）循患者足太陽經、足少陰經和足厥陰經，行理筋疏導經氣手法施治。

（3）查找患者腰骶椎附近經筋結節點或條索狀物（筋結點）、八髎穴（雙側），施行：①點按（激發經氣）手法。②按揉理筋（疏筋）手法、彈撥分筋手法。③拿捏養筋、推擦溫筋手法，以產生溫熱感為度。操作3～5分鐘。

（4）**推命門：左腎俞——命門——右腎俞；推天**

門：印堂——神庭——上星——百會——四神聰。

督脈、夾脊穴疏理法：腰陽關——命門——脊中——至陽——靈台——大椎。

任三焦疏理法：膻中——巨闕——中脘——神闕——關元——曲骨。

若伴有前列腺疾病患者加按揉會陰處筋結點。

【穴位點按手法】

點按申脈對照海、絕骨對三陰交、陽陵泉對陰陵泉、神門，各約1分鐘。

穴位見圖2-102，手法舉例見圖2-103、圖2-104。

【承門絕技】

百會、長強、壯腎穴（肘尖上方15寸敏感點）：點穴（細頻震顫點按）、按揉，各5～10分鐘。

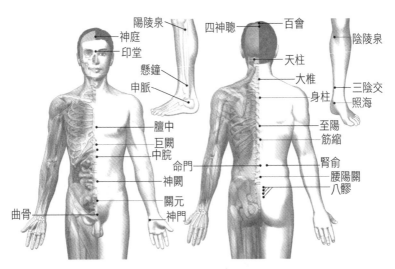

圖2-102　陽痿取穴

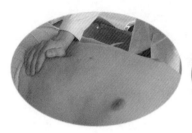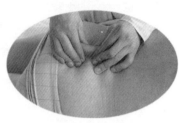

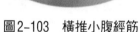

圖2-103　橫推小腹經筋　　　　圖2-104　捏揉八髎

三十四、中風後遺症

　　腦血管意外引起的中風後遺症患者，以中、老年人居多。患者多有高血壓病史，以單側的肢體癱瘓、口眼喎斜、舌強失語為主證。

　　患病初期肢體軟弱無力，知覺遲鈍或稍有強硬，活動功能受限，以後則逐漸趨於強直、攣急。腦血管意外的中風患者，一旦病情穩定，就應當即刻進行按摩治療及被動運動，當患者有主動運動時，還應當儘量進行科學康復療法，以防出現關節及肌肉攣縮、肌肉萎縮，對失語患者還要加強言語方面的康復訓練。

易經筋推拿療法

【易筋通經手法】

　　（1）循患者周身手足三陽經、手足三陰經，行理筋疏導經氣手法，先健側肢體1遍，後患側肢體3遍。在疏通十二經脈與十二經筋的同時，查找患者頸椎、胸椎、腰椎關節紊亂情況，若有，用側扳手法整復之。

（2）查找健側頭部、患側頸部、腰背部經筋結節點、上下肢肌肉僵硬處，施行：①點按(激發經氣)手法。②按揉理筋(疏筋)手法、彈撥分筋手法。③拿捏養筋、推擦溫筋手法，以產生溫熱感為度。每穴1～2分鐘。

（3）推天門：印堂——神庭——上星——百會，枕下線疏理法。

背部督脈、夾脊穴疏理法，任三焦疏理法，坐骨神經疏理法，陰陽蹻脈疏理法。

【穴位點按手法】

點按偏癱穴、風府對廉泉，八風八邪、十二井穴，各約1分鐘。

穴位見圖2-105，手法舉例見圖2-106～圖2-108。

【承門絕技】

健側治風5穴（指背側五指指間橫紋中點）、治癱4穴〔手足背掌（蹠）骨叉骨間敏感點〕：點穴（細頻震顫點按）、按揉，各2分鐘。

治 驗

某男，56歲。腦出血後遺症。舌強語謇，左側上下肢肌肉僵硬，活動不靈活，脈弦滑，苔濁膩。按上法操作治療5次而癒。

按語：本病屬中醫「中風」範疇，後遺症痰火上犯型，治則為清瀉痰火，疏通周身經筋。取手足陽明經，因陽明為多氣多血之經；取三陽經，以陽為主治關鍵，風病多在陽經。因此，取手足三陽經具有調和經脈、疏通氣

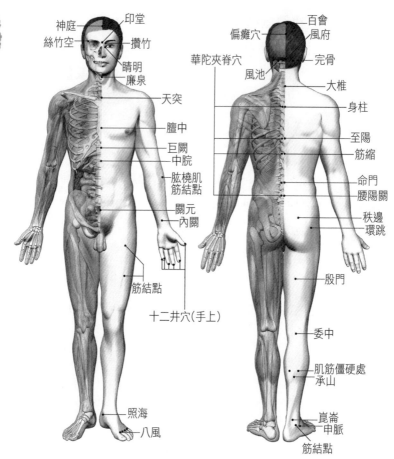

神庭　印堂
絲竹空　攢竹
睛明
廉泉
天突
膻中
巨闕
中脘
肱橈肌
筋結點
關元
內關

筋結點

十二井穴（手上）

照海
八風

百會
偏癱穴　風府
華陀夾脊穴　完骨
風池
大椎
身柱
至陽
筋縮
命門
腰陽關
秩邊
環跳
殷門
委中
肌筋僵硬處
承山
崑崙
申脈
筋結點

圖2-105　中風後遺症取穴

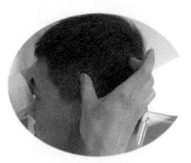

圖2-106　彈撥顳側筋結點

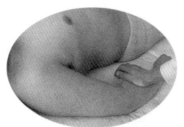

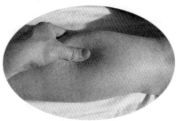

圖2-107　按揉肱橈肌　　　　圖2-108　拿捏腓腸肌

血作用。另外，透過按揉刺激十二井穴（手指、足趾兩側經筋頭）可以達到既止（顱內）出血又散血瘀的作用，並且還能開竅醒腦。

心主神明，開竅於舌，心之別絡系舌本，取枕下線和廉泉對腦血管意外所致的舌強語謇症狀早期恢復，可收良效。

三十五、項背肌筋膜炎

項背肌筋膜炎中醫又稱項背痛，通常是指因筋膜、肌肉、肌腱和韌帶等軟組織的損傷性炎症，引起的項背部疼痛、僵硬、運動受限和軟弱無力等一系列症狀。

由於長期勞累、局部感受寒邪等原因，或急性損傷後遷延不癒，則引起項背部肌筋膜逐漸纖維化，可產生纖維小結，形成瘢痕。發作時因炎性滲出物中的致痛物質刺激而引起疼痛。

1. 症狀

有項背部慢性勞損史，表現為項部及上背部疼痛，並牽涉兩肩胛之間，以一側為甚。晨起或感寒氣後加重，活

動或遇熱則減輕。

2. 體徵

項背部活動受限，觸診表現肌緊張，壓痛廣泛。

3. 輔助檢查

實驗室檢查血沉和抗「O」可稍高或正常。X光檢查無異常。

易經筋推拿療法

【易筋通經手法】

（1）首先檢查患者頸椎4至胸椎7關節紊亂情況，若有，行頸、胸椎手法整復之（參考臨床推拿手法的頸、胸椎整復及經筋疏理方法）。

（2）循患側頸、肩、臂、手部手三陽經，行理筋疏導經氣手法施治。

（3）查找患者肩頸背部經筋結節點或條索狀物（局部筋結點），肱橈肌和肱肌筋結點，施行：①點按（激發經氣）手法。②按揉理筋（疏筋）手法、彈撥分筋手法。③拿捏養筋、推擦溫筋手法，以產生溫熱感為度。操作3～5分鐘。

（4）**肩井疏理法**（肩胛提肌、斜方肌、頸肌、岡上肌），行鉗弓拿捏、按揉、推擦手法。操作2～4分鐘。

督脈、夾脊穴疏理法（參考特殊推拿手法內容）。

【穴位點按手法】

疏理膕窩附近和足內外踝後下筋結點（均取雙側），各約1分鐘。

穴位見圖2-109，手法舉例見圖2-110～圖2-112。

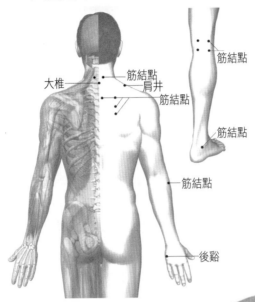

圖2-109　項背肌筋膜炎取穴

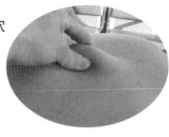

圖2-110　拿捏肩背肌筋

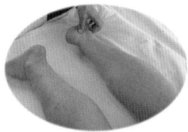

圖2-111　按揉外踝後下方筋結點

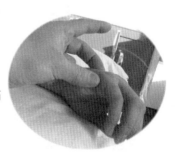

圖2-112　按揉後谿

【承門絕技】

跗陽、合陽穴：同時點穴（細頻震顫點按）、按揉，各5～10分鐘。取同側穴位。點穴內外踝後敏感點也有意想不到的效果。

治 驗

李某，女，45歲，2006年1月3日就診，間歇性後頸背部抽痛3年餘。3年前無任何誘因後頸部陣發性抽痛，每日3～6次不等，發作時抽痛多向肩背部放射，且伴頭昏、目痛，局部困重不適。近10天頻繁發作，漸為持續性，內服藥物無效。舌淡，苔薄白，脈弦。

診斷：項背痛。依上述方法治療1次即告痊癒，2個月後隨訪，未見復發。

按語：本病屬中醫「痹證」範疇，氣血鬱滯型。治則為活血通絡止痛。本方強調首先整復頸椎，以便配合相關經筋疏理，疏通患處經氣，以達到「通則不痛」的目的。另外，側重疏解太陽經氣，活絡止痛，奏效速捷。

三十六、肋軟骨炎

肋軟骨炎多發於青壯年，女性較為多見。病痛的好發部位多在第2～第6肋軟骨的部分，並且以第2肋軟骨處最為常見。臨床多表現為肋軟骨增大、隆起，局部疼痛及壓痛，嚴重時，咳嗽、深呼吸以及同側上肢的運動，均會使疼痛加重。多與外感風寒、風熱之邪，或是胸脅部的扭

挫傷有關。

因肋骨與胸椎直接接觸，所以肋軟骨的病痛必然與其相聯繫的胸椎有關。

一般而言，外感之邪多易侵犯第1、第3肋軟骨，胸椎的錯位亦在胸椎2、3。當一側上肢用力持物時，與上肢緊密相連的胸椎上段就會受到直接的牽拉，在偏側用力過大、過久之下，會引發胸椎的錯位；若患者有明顯的外傷史，多以胸椎4、5的棘突的偏歪為主。

易經筋推拿療法

【易筋通經手法】

（1）首先檢查患者胸椎2～5關節紊亂情況，若有，取坐位擴胸扳法整復之。扳雙肩時常聽到「咔」聲為復位標準（參考胸椎整復及經筋疏理方法）。

（2）循患者頸背腰部足太陽經、胸腹足陽明經，行理筋疏導經氣手法施治（參考十二經脈與十二經筋疏通法）。

（3）肋軟骨局部筋結點（筋結點），施行：①點按（激發經氣）手法。②按揉（疏筋）手法、切撥分筋手法。③推擦養筋（溫筋）手法，產生溫熱感為度。操作3～5分鐘。

注意：筋結點手法從輕到重，從周圍至中央，逐步解鎖散結消腫。

（4）督脈、夾脊穴疏理法，任三焦疏理法：天突──膻中──中脘──關元。

寬胸理氣調理法：大陵──內關──曲澤。

【穴位點按手法】

點按公孫、太衝，均取雙側，各約1分鐘。

穴位見圖2-113，手法舉例見圖2-114～圖2-116。

【承門絕技】

健側尺澤、外勞宮（附近敏感點）：點穴（細頻震顫點按）、按揉，各5～10分鐘。

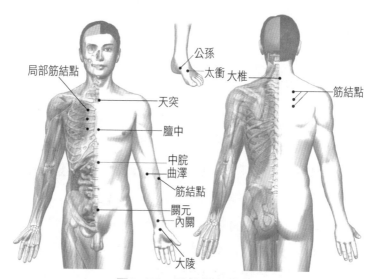

圖2-113　肋軟骨炎取穴

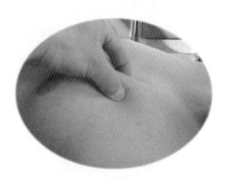

圖2-114　按揉肋軟骨筋結點

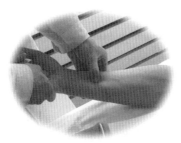

圖2-115　按揉內關

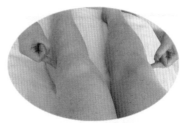

圖2-116　按揉陽陵泉

三十七、橈骨莖突腱鞘炎

　　橈骨莖突腱鞘炎是拇指活動受限，橈骨莖突周圍有疼痛，局部有輕度腫脹、壓痛。多見於家庭婦女。

　　本症多在腕或指部受到經常、持久性的活動或短期內活動過度所致。與職業有一定關聯，症狀表現上以橈骨莖突處的疼痛為特點。

　　在橈骨下端的莖突上有一腱鞘，外展拇長肌腱與拇短肌腱通過其鞘內。對指、腕活動過多的人來說，兩條肌腱在鞘內不斷地活動、摩擦，當受到寒涼等不良因素的刺激時，易引起腱鞘及肌腱勞損性的炎性水腫，進而影響到拇指的功能活動，以及造成局部的腫脹、疼痛。

易經筋推拿療法

【易筋通經手法】

　　（1）首先檢查胸椎2～3節紊亂情況，若有，用側扳手法整復之（參考臨床推拿手法的胸椎整復及經筋疏理方

法）。

（2）循患側頸、肩、臂、手部手陽明、手太陰經，行理筋疏導經氣手法施治（參考十二經脈與十二經筋疏通法）。

（3）查找腕關節橈側筋結點、肱橈肌筋結點，施行：①點按（激發經氣）手法。②按揉理筋（疏筋）手法、切撥分筋手法。③推擦養筋（溫筋）手法，以產生溫熱感為度。操作3～5分鐘。然後用一手緩慢環旋、擺動拇指，幅度宜大，約1分鐘。

【穴位點按手法】

點按解谿（對側）、中府（同側），各約1分鐘。

穴位見圖2-117，手法舉例見圖2-118、圖2-119。

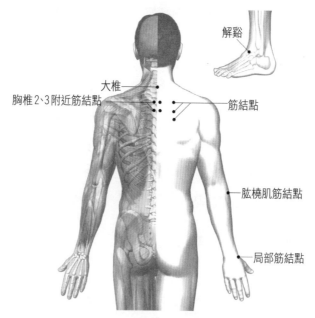

圖2-117　橈骨莖突腱鞘炎取穴

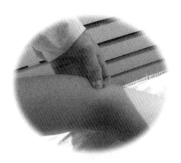
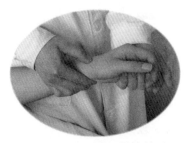

圖2-118　彈撥肱橈肌筋結點　　　圖2-119　點按局部筋結點

【承門絕技】

足內外踝前（健側）：點穴（細頻震顫點按）、按揉，各5～10分鐘。

三十八、網球肘

網球肘又稱肱骨外上髁炎。本症最早多在網球運動員中發生，故習慣以網球肘稱之。可因各種急、慢性損傷致病，往往與肘、腕部的不合理用力有關。本病多無明顯外傷史，肘外側的疼痛有時可牽及整個前臂或上臂，勞累後疼痛加劇，嚴重時不能端、提重物或掃地等。局部腫脹、壓痛，網球肘試驗為陽性。

網球肘多因反覆而持久地向某一側旋轉前臂、屈伸肘關節時，使肱骨外上髁處產生勞損。端炒勺、擰衣服或剁菜、打乒乓球和網球運動等都可引起。

不論何種外傷或反覆勞損所致的肱骨外上髁周圍的軟組織無菌性炎症，都對其鄰近的肱橈韌帶及關節滑膜產生直接影響，並產生局部疼痛、痙攣等病理變化。

易經筋推拿療法

【易筋通經手法】

（1）首先檢查患者胸椎2～3節紊亂情況，若有，行擴胸扳肩手法整復之（參考臨床推拿手法的胸椎整復及經筋疏理方法）。

（2）循患側頸、肩、臂、手部手陽明經，行理筋疏導經氣手法施治。

（3）查找患肢肘部經筋結節點（局部筋結點），肱橈肌和肱肌筋結點，施行：①點按（激發經氣）手法。②按揉理筋（疏筋）手法、彈撥分筋手法。③推擦養筋（溫筋）手法，以產生溫熱感為度。操作3～5分鐘。

【穴位點按手法】

點按犢鼻、足三里、陽陵泉，均取對側，各約1分鐘。

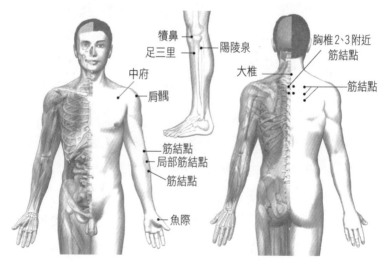

圖2-120　網球肘取穴

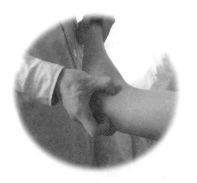

圖2-121 切撥局部壓痛點(筋結點)

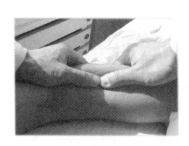

圖2-122 按揉肱肌筋結點

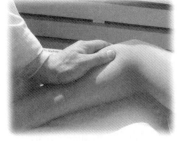

圖2-123 彈撥肱橈肌筋結點

穴位見圖2-120，手法舉例見圖2-121～圖2-123。

【承門絕技】

健側梁丘（附近敏感點）、陰陵泉（附近敏感點）：點穴（細頻震顫點按）、按揉，各5～10分鐘。配合活動前臂。

三十九、胸椎關節紊亂綜合徵

胸椎關節紊亂綜合徵在臨床上多稱背肌勞損。不論是體力勞動者，還是腦力勞動者，本病均很常見，隨著年齡

的增長，發病率也在增高。中國醫學多稱背痛。

本病多在姿勢不當的情況下發生，如習慣性姿勢不良或駝背，長期處於單一姿勢下工作的電腦操作員、攝影師、寫作繪畫者、會計、牙醫、護士等，或是背部急性軟組織損傷未獲及時治療，以及感受風寒濕邪、患有胃腸功能紊亂症等，均可能導致胸椎關節的紊亂，由此產生出背痛等一系列症狀。不論何種原因所致的胸椎關節紊亂，均可以發現多個脊椎節段的紊亂。紊亂在外感時多見於胸椎上段；姿勢不當者，隨持續疲勞的體態不同，其紊亂見於胸椎的任何部分；而胃腸功能紊亂者，多以胸椎中、下段的紊亂為主。

臨床上以單側或雙側背部疼痛、背部困重、僵硬不適為主要表現形式。症狀時輕時重，往往與氣候變化相關。嚴重者可有肋間神經痛和胸、腹部的放射樣疼痛等。病痛發生於背的上半部分，多伴隨頸椎病，而發生在下半部分時，多有腰肌勞損。

易經筋推拿療法

【易筋通經手法】

（1）首先檢查患者胸椎關節紊亂情況，若有，先做背部肌肉放鬆手法，然後用旋轉扳肩法整復之。扳肩旋轉時常聽到「咔」聲為復位標準。胸椎上段紊亂時可行擴胸扳法或斜扳頸法。

（2）循患者足太陽經行理筋疏導經氣手法施治（參考十二經脈與十二經筋疏通法）。

（3）尋找肩背部胸椎附近筋結點，施行：①點按（激發經氣）手法。②按揉理筋（疏筋）手法、切撥分筋手法。③拿捏養筋、推擦溫筋手法，以產生溫熱感為度。操作3～5分鐘。

（4）督脈、夾脊穴疏理法，肩井疏理法，坐骨神經疏理法。

【穴位點按手法】

點按後谿、陽陵泉，各約1分鐘。

穴位見圖2-124，手法舉例見圖2-125、圖2-126。

【承門絕技】

腰背一穴（三裡外橈骨緣敏感點）、腰背二穴（手背第3、第4掌骨叉骨間敏感點）：點穴（細頻震顫點按）、按揉，各5～10分鐘。配合放鬆並且左右旋轉胸椎。

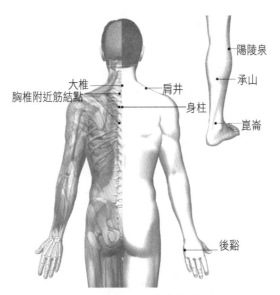

圖2-124　胸椎關節紊亂綜合徵取穴

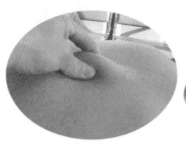
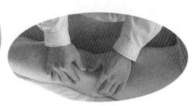

圖2-125　拿捏胸椎附近經筋　　圖2-126　推按膕窩外側筋結點

四十、腰肌勞損

　　腰肌勞損男性居多，常在25歲以上發病，多有各種腰部急、慢性損傷史或風寒濕邪侵入史。腰痛纏綿不癒，時輕時重，可反覆發作，久坐、久立或勞累後加重，休息則減輕，腰痛往往在凌晨發作或是被痛醒，當活動腰部之後疼痛減輕，之後才能再入睡。

　　疼痛的輕重還與氣候變化有關。有習慣性姿勢不良、工作及生活中長期維持某一不均衡體位或是急性腰骶部損傷未能妥善處理，或是先天性畸形，如隱性骶椎裂、單側腰椎骶化、兩側的腰骶關節不對稱等，均可引起腰肌彈性不良、僵硬、酸痛。我們把這些以腰部疼痛為主的退化、勞損性病痛通稱為腰肌勞損。

易經筋推拿療法

【易筋通經手法】

　　（1）首先檢查患者腰椎4、5、骶1關節錯位情況，

若有，用腰骶椎側扳手法整復之（參考臨床推拿手法的腰椎整復及經筋疏理方法）。

（2）患者俯臥位，循患者足太陽經行理筋疏導經氣手法施治（參考十二經脈與十二經筋疏通法）。側重查找膕窩附近及足外踝下後方筋結點。

（3）查找腰椎棘突間及兩側肌肉經筋穴（僵硬筋結點）、膈俞（雙側），施行：①點按（激發經氣）手法。②按揉理筋（疏筋）手法、切撥分筋手法。③拿捏養筋、推擦溫筋手法，以產生溫熱感為度。操作3～5分鐘。

（4）督脈、夾脊穴疏理法，推命門溫補法。

（5）推拿手法後，可配合刺血拔罐療法，療效更佳（選腰部筋結點、膈俞、委中）。

【穴位點按手法】

點按水溝或印堂穴，約1分鐘。

穴位見圖2-127，手法舉例見圖2-128、圖2-129。

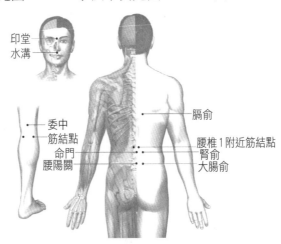

圖2-127　腰肌勞損取穴

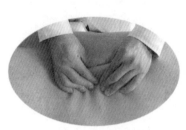

圖2-128　揉捏腰肌經筋

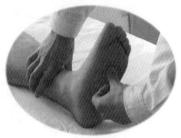

圖2-129　拿捏委中

【承門絕技】

跗陽、合陽二穴：同時點穴（細頻震顫點按）、按揉，各5～10分鐘。取雙側穴位。

四十一、急性腰扭傷

急性腰扭傷是指人們在日常生活或活動中突然發生腰部功能嚴重障礙的一種急性損傷性腰痛，俗稱「閃腰」。腰部活動不慎，患部立即出現劇烈疼痛，腰部僵硬不能翻動，疼痛持續，休息也不能消除，止痛藥一般無效。共同表現為劇烈疼痛，腰部僵硬，不能活動。

腰部急性扭傷包括肌肉、韌帶、筋膜、小關節、椎間盤等組織的急性損傷，90％發生在腰骶關節或骶髂關節，是常見病，男性多於女性。

易經筋推拿療法

【易筋通經手法】

（1）首先循患者背腰腿部足太陽經、足少陽經，行

理筋疏導經氣手法施治（參考十二經脈與十二經筋疏通法）。目的是放鬆腰腿部經筋，疏通血脈。

（2）檢查患者腰骶椎關節錯位情況，若有，行腰骶椎側扳手法整復之（參考臨床推拿手法的腰椎整復及經筋疏理方法）。

（3）在患者腰部尋找結節點或條索狀物（筋結點）、腎俞、大腸俞（患側），施行：①點按（激發經氣）手法。②按揉理筋（疏筋）手法、切撥分筋手法。③推擦養筋（溫筋）手法，以產生溫熱感為度。操作3～5分鐘。

（4）膕窩處筋結點、腓腸肌內外側筋結點、外踝下後方筋結點疏理之。

【穴位點按手法】

點按養老、後谿，均取雙側，各約1分鐘。點按養老穴時，讓患者站立，慢慢活動腰部，動作由慢到快、幅度由小到大，療效非常滿意。

穴位見圖2-130，手法舉例見圖2-131、圖2-132。

【承門絕技】

跗陽、合陽二穴：同時點穴（細頻震顫點按）、按揉，各5～10分鐘。取同側穴位。可以配合健側中渚上方腰腿穴。

【生活注意】

（1）治療後，注意保持正確姿勢，加強背部肌肉鍛鍊。

（2）近期禁止做劇烈運動或搬重物。

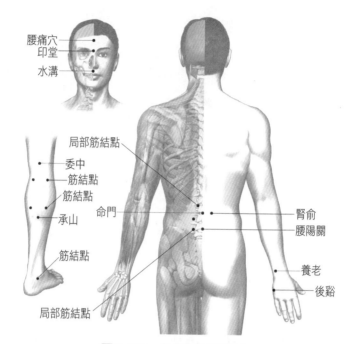

腰痛穴
印堂
水溝

局部筋結點
委中
筋結點
筋結點
承山
筋結點
局部筋結點

命門
腎俞
腰陽關
養老
後谿

圖2-130　急性腰扭傷取穴

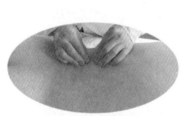

圖2-131　捏揉腰肌經筋

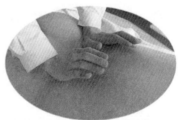

圖2-132　推擦局部筋結點

治　驗

　　徐某，男，46歲，工人。因搬運重物不小心將腰閃傷。當時疼痛難忍，腰不能直，亦不能彎，行步困難，活動時疼痛加重。

查體：患者不能直腰，呻吟不止，需人扶持。腰4、5椎體處及兩側軟組織均有壓痛，但以腰4、腰5椎體處疼痛明顯。診斷為急性腰扭傷。

給予上述療法施治，僅治療1次後，自述疼痛大減，活動基本正常，次日即上班工作。

按語：本病屬中醫「腰痛」範疇，氣血阻滯型，治則為舒筋活絡止痛，鬆解局部肌肉之過度緊張，故治療功效得以顯著。

四十二、腰椎間盤突出徵

腰椎間盤突出症是由於椎間盤本身的病變，急性損傷、慢性勞損等因素使纖維環破裂、髓核組織突向椎管內壓迫神經根所致。又因局部充血、水腫等無菌性炎症反應，使神經根進一步受壓，應激性增高，從而出現一系列的臨床綜合表現，是一種常見病。好發於20～50歲的青壯年，現今老年也很多見。部位以腰4、5至骶1椎間盤突出最常見。根據髓核突出的形態和程度，大致可分為3型，即突出型、破裂型和游離型。

該症多表現為腰腿部疼痛，呈放射狀，並沿坐骨神經向下放射，一般為鈍痛、刺痛或放射性疼痛。當行走、站立、咳嗽或負重勞累時症狀加重，多數患者經臥床休息後症狀緩解。如向椎管內突出，可壓迫馬尾神經出現部分性雙下肢癱瘓、會陰部麻木和大小便功能障礙，病程長者可出現小腿、足背外側、足跟和足底外側麻木。發病男性多

於女性，好發部位多在腰4、5和骶1椎間盤，常伴有下肢肌肉萎縮、間歇性跛行。

脊椎姿勢多發生改變，約90％以上有不同程度的脊椎側彎、平腰或呈後凸狀，脊柱運動受限（後伸限制更顯著）。側彎能使神經根鬆弛，疼痛減輕。

1.檢查體徵

（1）**腰椎棘突旁筋結點及陽性反應物**：患者俯臥於床，放鬆腰部肌肉，檢查者沿腰部棘突兩側按壓，若有椎間盤突出，其相應椎旁肌肉明顯變硬，呈條索狀，並有明顯筋結點。疼痛沿坐骨神經分佈區向下肢放射，稱為放射性壓痛。

（2）**直腿抬高試驗陽性**：患肢直腿抬高時，出現腰部及患肢疼痛為陽性。此病多數患者為陽性，這是由於直腿抬高時坐骨神經受到牽拉刺激所致。

（3）**神經牽拉試驗陽性**：病人俯臥位，雙下肢伸直，一手托膝前部並向上提托，大腿前側股神經分佈區牽拉放射疼痛為陽性，常見於腰2、3和腰3、4椎間盤突出症。

（4）**仰臥挺腹試驗陽性**：病人仰臥於床，雙下肢伸直，做提臀挺腹動作，使腰、背、臀部離開床面，僅以頭及雙足支撐身體。如出現腰及下肢放射性疼痛，即為陽性。

2.影像學檢查

腰椎間盤突出症的影像學檢查，包括X光平片、電腦體層掃描（CT）、磁共振成像檢查（MRI）等，可以進

一步明確診斷。

易經筋推拿療法

【易筋通經手法】

（1）首先循患者足太陽經、足少陽經，行理筋疏導經氣手法施治（參考十二經脈與十二經筋疏通法）。

（2）患者側臥床上，行腰椎4、骶椎1關節旋轉側扳手法整復。上面的大腿前伸放於床緣邊上，下面的大腿伸直。醫者一手往後推肩前部，另一手扶持臀部輕輕往前推壓，常聽到「咔」的一聲。然後患者改另一側臥，按照上述操作方法進行推、壓側扳手法，告畢。

（3）腰椎4、5或腰椎5、骶椎1棘突旁附近經筋結節點或條索狀物（筋結點），從臀部到腿到足疼痛線上，逐一尋找經筋結節點及條索狀物（筋結點），從上至下逐點，施行：①點按（激發經氣）手法。②按揉理筋（疏筋）手法、切撥分筋手法。③拿捏養筋、推擦溫筋手法，以產生溫熱感為度。操作3～5分鐘。可以配合毫針、微火針快速散刺後拔火罐，療效更佳，以達到充分解鎖減壓，鬆筋止痛之目的。

（4）坐骨神經疏理法：腿後側疼痛（沿足太陽經）：秩邊、承扶、委中、承山、崑崙穴，各約1分鐘；腿外側疼痛（沿足少陽經）：環跳、風市、陽陵泉、絕骨、丘墟、足臨泣，各約1分鐘。

【穴位點按手法】

點按腰十七椎下患側、胞肓、大腸俞、魚際，手法點

按刺激，疼痛很快可以減輕。

穴位見圖2-133，手法舉例見圖2-134～圖2-136。

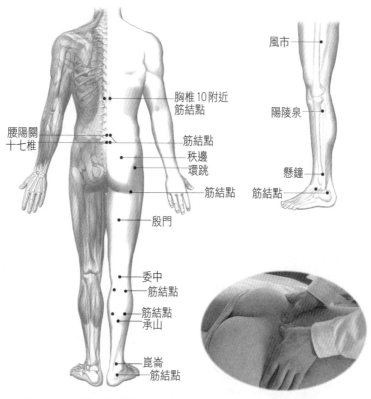

圖2-133　腰椎間盤突出症取穴

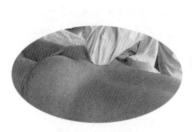

圖2-135　肘按胞肓

圖2-134　推按腰十七椎下

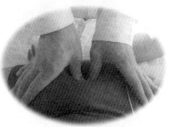

圖2-136　按壓環跳

【承門絕技】

健側尺澤、腰腿穴、患側足臨泣：點穴（細頻震顫點按）、按揉，各5～10分鐘。

治　驗

邢某，男，43歲，患者腰痛半年餘。曾有扭傷腰部史，右側腰部痛重，不敢伸直，牽扯右髖腿亦痛甚，不敢久坐，行動困難，夜間痛甚，影響睡眠，陰冷天氣加重。患者經2次治療後疼痛減輕，行動較前靈活，治療5次後，腰部已能伸直。經經過16次治療疼痛基本消失，直腿抬高試驗陰性。

按語：本病屬中醫「腰痛」範疇，痛痹，治則為宣痹止痛。治療取足太陽經、足少陽經以補腎壯腰脊，腎陽充足，經血暢通，外邪得驅。配合整復腰骶椎關節，疏通相關經筋，最後得以舒筋活血，通絡止痛。

四十三、骶髂關節病

骶髂關節病常見於關節錯位和骶髂關節炎。骶髂關節錯位多見於急性損傷，並有明顯外傷史，腰骶部急性劇烈疼痛，轉動不靈活，常以健側負重。站立時，軀幹向患側傾斜，行走時，多用手扶住髖部；若為慢性損傷或骶髂關節炎症，則以骶部困痛為主，局部可有廣泛的壓痛及條索狀異常反應物，骶髂關節炎X光檢查可有異常表現。

骶髂關節的損傷較為多見。中醫學中的腰包括了腰部

和骶部，所以骶髂關節的急性損傷屬中醫腰扭傷的範疇，其慢性勞損則包括在腰肌勞損之內。然而，由於骶髂關節疼痛的常見性、位置的特殊性，筆者把它單獨列出來。

易經筋推拿療法

【易筋通經手法】

（1）首先檢查患者腰椎及骶髂關節錯位情況，若有，手法整復之（用骶髂關節旋轉側扳手法復位，以聽到「咔」聲為復位標準）。

（2）循患側腰骶部及下肢足太陽經、足少陽經，行理筋疏導經氣手法施治（參考十二經脈與十二經筋疏通法）。

（3）尋找患者腰骶部經筋結節狀或條索狀（筋結點），小腸俞、關元俞（患側），施行：①點按（激發經氣）手法。②按揉理筋（疏筋）、切撥分筋手法。③推擦養筋（溫筋）手法，以產生溫熱感為度。操作3～5分鐘。

【穴位點按手法】

點按腰十七椎下、後谿、陽陵泉，各約1分鐘。

穴位見圖2-137，手法舉例見圖2-138、圖2-139。

【承門絕技】

健側腰膝穴（小海穴下1寸尺骨緣敏感點）：點穴（細頻震顫點按）、按揉，5～10分鐘。

治 驗

某國際友人，男，20歲，2000年2月20日初診。

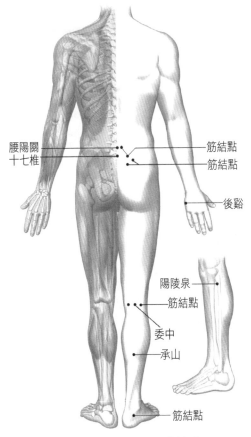

腰陽關
十七椎

筋結點
筋結點

後谿

陽陵泉
筋結點
委中
承山

筋結點

圖2-137 骶髂關節病取穴

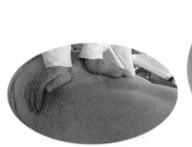

圖2-138 按壓骶髂關節

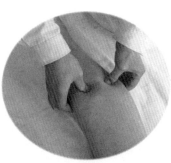

圖2-139 揉捏腓腸肌筋結點

主訴：腰骶部疼痛2天。病史：前日下午6時，在運動場踢足球，搶球時，右腿帶球和對方交鋒時閃了一下，當即感覺右腰骶部疼痛，活動受限，行動困難，痛向腿部放散。

查體：右腰骶部肌肉緊張，右骶髂關節附近壓痛明顯，出現經筋結節點，彎腰時疼痛加重。

按以上方法，共治療2次，休息2天，一切恢復正常，繼續參加足球運動。

按語：中國醫學認為是經筋損傷，關節錯位，經絡氣血瘀阻，故而局部疼痛，活動困難。按循經疏理，整復關節，調暢氣血，通經活絡，結消痛止，功能恢復正常。

四十四、梨狀肌綜合徵

梨狀肌綜合徵是指梨狀肌損傷後疼痛表現為一側臀部劇痛，行走時加重。多因臀部受涼、扛抬重物，或是蹲下突然站起或長期久坐所引起。通常累及一側的臀、下肢以及腰骶部的疼痛。自覺患肢變短、行走跛行。

梨狀肌損傷多見於中、老年人或體質較弱者，它往往伴有髖關節滑囊炎或骶髂關節錯骨縫、腰椎間盤突出症等。

檢查時，可觸摸到痙攣、腫脹、肥厚、成條索狀的梨狀肌，局部壓痛明顯；有時在直腿抬高60°以內時疼痛明顯，但超過60°之後，疼痛反而減輕；梨狀肌的牽拉和抗阻力試驗可呈陽性。

易經筋推拿療法

【易筋通經手法】

（1）首先檢查患者腰椎及骶髂關節錯位情況，若有，用腰骶椎側扳手法整復之（參考臨床推拿手法的腰椎整復及經筋疏理方法）。

（2）循患者腰骶臀腿部足太陽經、足少陽經，行理筋疏導經氣手法施治。

（3）梨狀肌敏感壓痛點（筋結點），施行：①點按（激發經氣）手法。②按揉理筋（疏筋）手法、切撥分筋手法。③推擦養筋（溫筋）手法，以產生溫熱感為度。操作3～5分鐘。要求手法輕重適宜，以達到易筋解鎖散結目的。

（4）坐骨神經疏理法（秩邊穴、環跳、殷門、委中、承山穴），膕窩附近筋結點及外踝下後方筋結點，消散之。

（5）患者仰臥，醫者一手持患側小腿的遠端，另一手扶膝，雙手同時緩緩地用力屈膝、髖兩關節，使膝部靠攏腹部，之後緩緩地伸拉下肢，反覆操作6遍，然後緩慢輕柔地旋轉髖關節，先順時針後逆時針各6圈。

（6）疏理中下焦（中脘至關元）：行循經點按揉理筋手法疏導經氣，配合推擦手法溫補之，操作3～5分鐘。

【穴位點按手法】

點按腰十七椎下、八髎、對側後谿，各約1分鐘。

穴位見圖2-140，手法舉例見圖2-141～圖2-143。

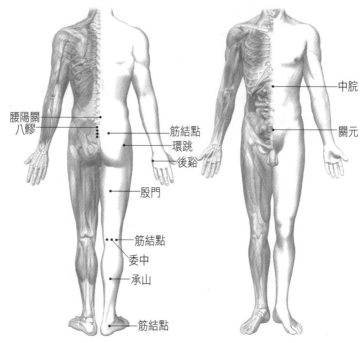

腰陽關
八髎
筋結點
環跳
後谿
殷門
筋結點
委中
承山
筋結點
中脘
關元

圖2-140　梨狀肌綜合徵取穴

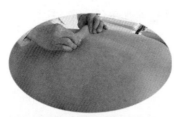

圖2-141　拿捏梨狀肌經筋

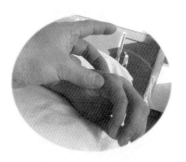

圖2-143　按揉後谿

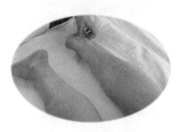

圖2-142　按揉踝外側筋結點

【承門絕技】

健側太淵穴上1寸骨筋間敏感點二穴，患側跗陽、合陽二穴：先上後下，同時點穴（細頻震顫點按）、按揉，各5～10分鐘。

四十五、膝關節內側副韌帶損傷

膝關節內側副韌帶損傷疼痛往往局限於膝關節的內側，局部輕度腫脹，損傷處壓痛明顯，如為韌帶完全斷裂，則膝關節喪失穩定，有過度外翻現象，局部可觸及凹陷缺損。當被動外展膝關節時，膝內側可出現疼痛。多有明顯的膝部受傷史。

在膝關節半屈位時突然遭受外翻或內翻應力的情況下發生，有時可伴有半月板的損傷。還有老年膝內側骨質增生明顯，磨損內側副韌帶（老年多見）易引起。

易經筋推拿療法

【易筋通經手法】

（1）首先檢查患者腰椎及骶髂關節錯位情況，若有，用腰骶椎側扳手法整復之（參考臨床推拿手法的腰椎整復及經筋疏理方法）。

（2）循患者足太陽經、足少陽經和足厥陰經，行理筋疏導經氣手法施治。

（3）尋找患腿膝關節內側筋結點，注意大、小腿內側筋結點，施行：①點按（激發經氣）手法。②按揉理筋

（疏筋）手法、彈撥分筋手法。③推擦養筋（溫筋）手法，以產生溫熱感為度。操作3～5分鐘。

要求手法輕重適宜，先週邊後中心，以達到易筋解鎖散結目的。

（4）患者仰臥，醫者一手持握踝部，另一手扶膝部，在膝半屈位時輕緩地環轉、搖動膝部。然後做屈伸拉膝、髖兩關節運動，此手法可反覆操作5～8次。

（5）中脘至神闕至關元，行循經點按揉理筋手法疏導經氣，推擦手法溫補之。

【穴位點按手法】

點按健側曲澤、患側足五里、雙側合谷、太衝穴，各約1分鐘。

穴位見圖2-144，手法舉例見圖2-145、圖2-146。

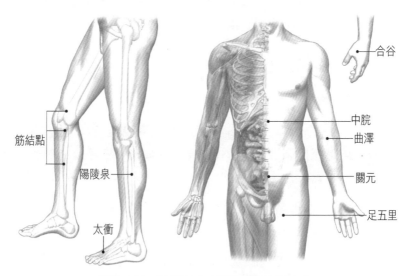

圖2-144　膝關節內側副韌帶損傷取穴

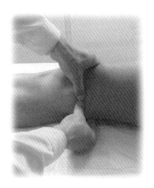
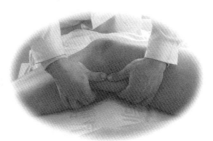

圖2-145　按壓筋結點　　　　圖2-146　拿捏筋結點

【承門絕技】

健側腰膝穴（小海穴下1寸尺骨緣敏感點）、患側太衝穴：點穴（細頻震顫點按）、按揉，各5～10分鐘。

四十六、膝關節病

膝部疼痛活動時加重，急性損傷者，可有明顯的外傷史，膝關節局部腫痛明顯，活動受限；慢性損傷者，多有長期勞損的病史，膝關節周圍疼痛、腫脹，局部有明顯的筋結點，可伴有膝軟無力、股四頭肌萎縮等。

對髕骨軟化症患者來說，以40歲以上的女性多見，膝部打軟，局部有疼痛，單腿下蹲時，膝關節不能持重，多在上下樓梯時明顯。

膝關節病慢性損傷者，以中、老年人或婦女多見，大多屬於膝關節骨質增生症、退行性骨關節病、骨性關節炎和髕骨軟化症等。

易經筋推拿療法

【易筋通經手法】

（1）首先檢查患者腰骶椎關節錯位情況，若有，用腰骶椎側扳手法整復之（參考臨床推拿手法的腰椎整復及經筋疏理方法）。

（2）循患者足三陽經和足太陰、厥陰經，行理筋疏導經氣手法施治（參考十二經脈與十二經筋疏通法）。

（3）尋找患腿膝關節周圍筋結點，施行：①點按（激發經氣）手法。②按揉理筋（疏筋）手法、切撥分筋手法。③推擦養筋（溫筋）手法，以產生溫熱感為度。操作3～5分鐘。

要求手法輕重適宜，先週邊後中心，以達到易筋解鎖散結目的。在膝半屈位時輕緩地環轉、搖動膝部旋轉手法復位之。

（4）然後輕柔拿捏髕骨，輕緩摩動髕骨1～2分鐘。

注意：雙膝眼用「鉗弓手」拿捏，指力達髕骨關節腔內，使膝關節有酸、麻、脹的感覺。

（5）中脘至關元，梁門至水道，行循經點按揉理筋手法疏導經氣，推擦手法溫補之，約3分鐘。

【穴位點按手法】

點按對側曲池、天井、小海，雙側合谷、太衝，各約1分鐘。

穴位見圖2-147，手法舉例見圖2-148～圖150。

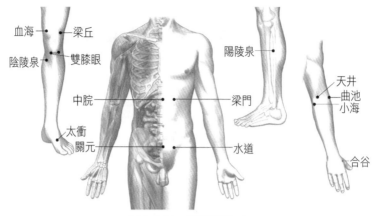

圖2-147 膝關節取穴

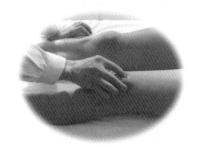

圖2-148 拿捏髕骨

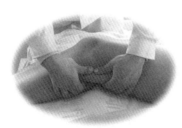

圖2-149 拿捏筋結點

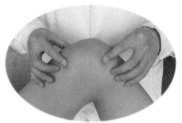

圖2-150 拿捏膝眼

【承門絕技】

尺澤、手背腰腿點：點穴（細頻震顫點按）、按揉，各5～10分鐘，均取健側。

四十七、腿肚轉筋

腿肚轉筋又稱腓腸肌痙攣，多因腓腸肌的慢性積累性損傷或寒濕侵入、中老年鈣丟失多者。常見於走路過多、站立時間較久者，或是行走中姿勢不均衡者。老年多見於夜間睡覺時發生。

伴有急性損傷時，局部表現疼痛、腫脹，以足尖部著地行走，不敢以整個足底負重。伴有慢性勞損者，以小腿後部的脹痛為主，過度活動或勞累則加重，休息後減輕，有反覆發作史。腓腸肌上有廣泛而輕重不同的筋結點。注意要排除脈管炎等病。

易經筋推拿療法

【易筋通經手法】

（1）首先檢查患者腰骶椎關節錯位情況，若有，用腰骶椎側扳手法整復之（參考臨床推拿手法的腰椎整復及經筋疏理方法）。

（2）患者俯臥位，循腰骶部及下肢足太陽經，行理筋疏導經氣手法施治。

（3）查找腰骶椎附近、膕窩及腓腸肌內外側頭筋結點，承山附近筋結點，施行：①點按（激發經氣）手法。②按揉理筋（疏筋）手法、彈撥分筋手法。③拿捏養筋、推擦溫筋手法，以產生溫熱感為度。每穴操作1～2分鐘。

（4）患者俯臥。首先疏理足內外踝後下方筋結點，然後醫者一手持握患肢足踝部兩側，另一手握足掌趾部；反覆使足部背伸和蹠屈5～8次，操作幅度要大、速度要緩慢，放鬆小腿肚肌肉。

【穴位點按手法】

點按太衝對湧泉、雙側後谿，各約1分鐘。

穴位見圖2-151，手法舉例見圖2-152、圖2-153。

【承門絕技】

健側支溝穴：點穴（細頻震顫點按）、按揉，各5～10分鐘。

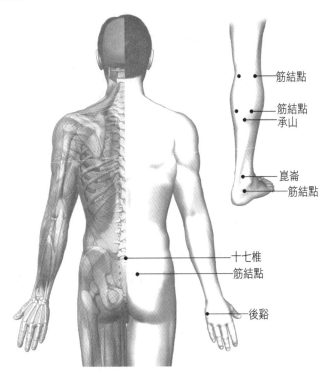

筋結點
筋結點
承山
崑崙
筋結點
十七椎
筋結點
後谿

圖2-151　腿肚轉筋取穴

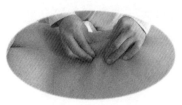
圖2-152　督脊疏理法

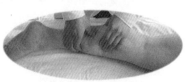
圖2-153　拿捏腓腸肌

四十八、踝關節扭傷

　　踝關節扭傷多因在踝部周圍起穩定作用的韌帶受到過度牽拉時發生是臨床上常見的一種損傷。可發生於任何年齡，青壯年居多。

　　以足內翻所致的踝關節外側韌帶扭傷常見，局部疼痛、腫脹，重者行步艱難，需經他人攙扶方可行走，常蹬空、跛行，足內翻、蹠屈時病痛加重，X光片可除外骨折。

　　常有外踝前下方隆起的現象，此為距骨錯骨縫之表現。

易經筋推拿療法

【易筋通經手法】

　　（1）首先檢查患者腰骶關節錯位情況，若有，用腰椎側扳手法整復之（參考臨床推拿手法的腰椎整復及經筋疏理方法）。

　　（2）循患者腿足少陽經、足太陰經，行理筋疏導經氣手法施治（參考十二經脈與十二經筋疏通法）。

　　（3）尋找患者內外踝關節扭傷部疼痛腫脹點（筋結

點），施行：①點按（激發經氣）手法。②按揉理筋（疏筋）手法（腫痛處從中心往周圍逐步按揉）。③推擦養筋(溫筋)手法，以產生溫熱感為度。每穴操作1～2分鐘。

（4）**外踝扭傷**：在脛骨外側陽陵泉及下方尋找筋結點，彈撥、拿捏消散之。

內踝扭傷：在脛骨內側陰陵泉及下方尋找筋結點，彈撥、拿捏消散之。

【穴位點按手法】

合谷、太衝、對側陽池對大陵（活動踝關節），各約1分鐘。

穴位見圖2-154，手法舉例見圖2-155～圖2-157。

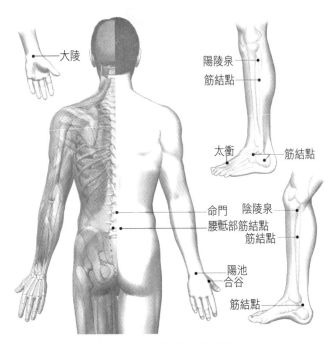

圖2-154　踝關節扭傷取穴

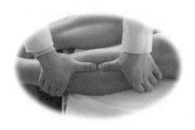

圖2-155　拿捏陽陵泉下筋結點

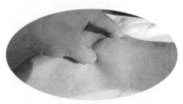

圖2-156　彈撥踝前外側筋結點

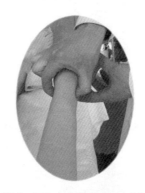

圖2-157　按揉陽池對大陵

【承門絕技】

踝痛穴（健側魚際穴附近敏感點）：點穴（細頻震顫點按）、按揉，配合活動踝關節，5～10分鐘。

四十九、足跟痛

足跟痛可在長途跋涉或是負重行走後、或者是在長期站立及足跟接觸硬物時發生，致使足跟的某些部位產生勞損性改變，或者在參加奔跑、跳躍等劇烈運動時，足跟部被硬物硌傷，進而引起足跟部的挫傷等病損。足跟痛恰恰

與年齡和職業有密切關係。另外，在年老體弱和長期站立、行走的情況下極易發生腎氣虧損。所以說，足跟者，腎所主，腎虧則氣血津液不得滋養足部而發病。

足跟痛以晨起站立時明顯，活動片刻後減輕，若負重過多又會加重病痛。

足底部可發現多處筋結點，有時局部伴有輕度的腫脹。中國醫學認為，骨為腎所主，久立則傷骨。《靈樞·經脈》篇說：「主腎後病者，足下熱而痛。」

易經筋推拿療法

【易筋通經手法】

（1）首先檢查患者腰骶椎關節錯位情況，若有，用旋轉側扳手法整復之。

（2）循患者足太陽經、少陰經，行理筋疏導經氣手法施治。

（3）查找患者足部經筋敏感壓痛點（筋結點）、內外踝後下方筋結點、膕窩內外側筋結點、腓腸肌內外側頭筋結點，施行：①點按（激發經氣）手法。②按揉理筋（疏筋）手法、彈撥分筋手法。③拿捏養筋、推擦溫筋手法，以產生溫熱感為度。每穴操作1～2分鐘。

（4）患者俯臥。醫者一手持握患肢足踝部兩側，另一手握足掌趾部。反覆使足部背伸和蹠屈5～8次，操作幅度要大，速度要緩慢。

【穴位點按手法】

（1）點按腰十七椎下、合谷、風池、對側陽池對大

陵，各約1分鐘。

（2）患足跟站在尖物體上，用手蘸涼水拍打患肢膕窩處，直到疼痛消除方可。然後，尋膕窩處青筋點刺出血。

穴位見圖2-158，手法舉例見圖2-159、圖2-160。

【承門絕技】

健側足跟穴（手掌側距離腕橫紋中央1寸處敏感點）、患側女膝穴（足跟正後赤白肉際）：點穴（細頻震

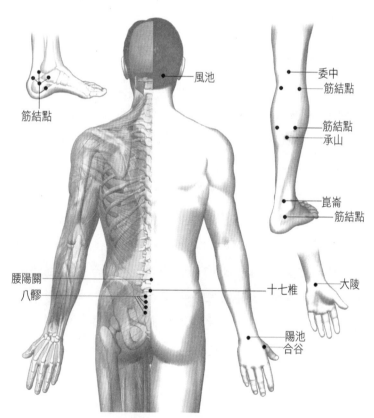

圖2-158　足跟痛取穴

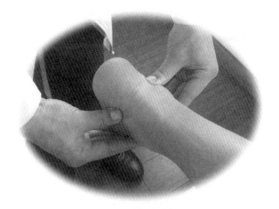

圖2-159　按揉足部筋結點

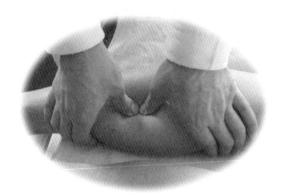

圖2-160　按揉小腿筋結點

顫點按）、按揉，各5～10分鐘。足跟穴點穴時配合腳跟
踏地，女膝穴點穴時俯臥。

承門
中醫推拿寶典

幾種獨門修煉
指力的方法

一、獨門易經筋靈龜八法修煉法

第一節　擎天徹地目內觀

第一式

【預備式】兩腿直立，兩腳叉開與肩同寬，兩腳尖外展30°，腳趾抓地，兩膝微挺；兩眼平視，下頜微收，鵲橋高架，兩臂自然下垂，小腹微收。

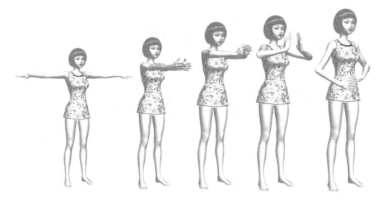

【目的】收腹挺膝，頭正項堅。脊柱自然筆直而使任、督、衝三脈之氣自然循經流暢。

（1）兩手同時緩慢向身體兩側平舉，掌心朝下（吸氣配合）。

（2）接式，兩手前臂外旋，使兩掌心朝前，隨後，緩慢向前直臂合攏，兩手相距一橫拳，手指朝前，高與肩平（自然呼氣）。

【目的】兩手向前合攏，使意、氣貫注兩掌，如夾擠

之狀，要外柔內剛。

（3）屈肘，兩掌徐徐內收，使兩掌指相對，距胸約三橫拳，使掌、肘、肩相平（自然呼氣）。

（4）接式，兩前臂內旋，兩手翹掌立腕，使掌指朝上，掌心相對，相距約一橫拳（自然呼氣）。

此時，兩眼微閉，垂視兩手間。

（5）調數息畢，吸氣一口。兩手貫勁由胸前向小腹下按，兩掌指相對，掌心朝下（自然呼氣）。

第二式

（1）兩掌同時在小腹前翻掌，使掌心朝上，掌指仍相對，從小腹前向上托起至胸前（吸氣配合）。

（2）接式，兩前臂內旋，兩掌上翹相合，手指朝上，掌心相對，相距約一橫拳方（自然呼氣）。

（3）接式，吸氣一口，兩掌貫勁。徐徐向前推出，邊推邊使掌心向前轉，最後，使雙掌心均朝前方，高與肩平（自然呼氣）。

【注意】兩掌推出時，心力均注於兩掌心。

（4）兩掌伸平，使掌心朝下，掌指朝前，與肩平

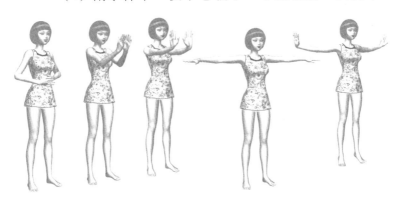

寬。兩手緩緩向左右分開，置於身體兩側（吸氣配合）。

（5）接式，兩手立腕翹掌向外推，同時兩膝挺直，足跟提起，兩腳五趾抓地（自然呼氣），默調數息。

第三式

（1）兩手向上升提，使兩掌置於頭頂上方，掌心朝上，兩虎口相對，距三橫拳，同時，繼續提高腳跟，以不能再提為限（自然呼氣）。

（2）接式，兩臂貫勁，兩掌用力上撐（自然呼氣）。

（3）接式，前臂內旋反掌，使兩掌心斜下對百會穴（吸氣配合），默調數息。

（4）兩掌緩慢經額前下移至胸前，再向小腹下按，兩掌指相對，掌心朝下（自然呼氣）。

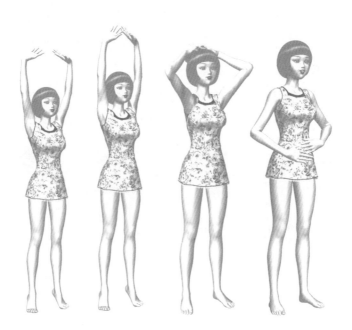

【注意】兩掌至額前時，需意守泥丸片刻；至胸前時，需意守中丹田片刻；至小腹時，須意守下丹田片刻。

第二節　靈龜府地乾(公孫六)合艮(內關八)

【預備式】兩腿直立，兩腳叉開略寬於肩，兩腳尖朝前。基本上同第一節第一式，注意全身放鬆，排除雜念干擾。

（1）兩手同時緩慢向身體兩側抬舉過頭，掌心朝上，兩臂伸直，兩掌距同兩腳寬，隨後兩掌心朝前（吸氣配合）。注意力放在雙內關穴及雙公孫穴。

（2）兩手臂緩慢向前向下移動，身體隨之緩慢前屈下彎腰，最後，兩手扶按三陰交對絕骨或照海對申脈（自然呼氣）。

（3）隨後，右手掌指呈劍指狀移指左腳公孫穴，左手掌指呈劍指狀外展指向天空，保持兩手臂平行一線；停

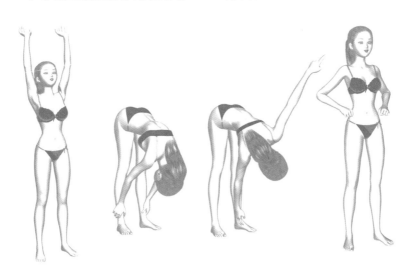

261

3～5秒之後，左手臂迴旋，左手劍指右腳公孫穴，右手臂外展指向天空，同上式（自然呼吸）。重複9遍。

（4）稍後，身體緩慢直立，兩手臂迴旋平行於肩，掌心朝下（吸氣配合），然後兩手握拳回收腰際後，全身放鬆，手臂放下（自然呼氣）。

第三節　靈龜轉身巽(臨泣四)對震(外關三)

【預備式】同第一節第一式，調數息。

（1）兩手同時緩慢向身體兩側平舉，與肩平行，掌心朝下（吸氣配合）。

【注意】意念放在雙外關穴與雙足臨泣穴片刻。

（2）右手掌指呈劍指狀，隨身體下彎腰，指向左腳背足臨泣穴，左手旋至背部，掌心貼附於肝俞、膽俞處，同時頭隨身體左旋，眼觀後側方。停3～5秒之後，右手掌劍指變握拳移至右腳背足臨泣穴處（自然呼吸）。

（3）隨後，身體緩慢直立，兩手臂迴旋平行於肩，掌心朝下。

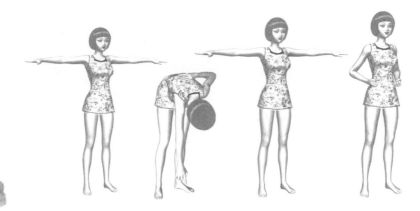

（4）重複上式動作9遍，左右手反覆交替。

（5）稍後，兩手握拳回收腰際後，全身放鬆，手臂放下（自然呼氣）。

第四節　靈龜拜佛離(列缺九)居坤(照海二)

【預備式】同第一節第一式。

（1）兩手臂同時緩慢向身體兩側抬舉過頭，合掌於頭頂（吸氣配合）。

【注意】意念放在雙列缺穴及照海穴上。

（2）兩手合掌，緩慢下移至胸前，兩手掌尖隨身體緩慢下彎腰指向地（兩腳中間）停3～5秒（自然呼氣）。

（3）兩手合掌不變，雙掌指尖先左移至左腳照海穴處；稍後，再移至右腳照海穴處（自然呼吸）。重複9遍。

（4）隨後，兩手合掌不變，盡最大勁指向前方，雙臂夾頭；隨後，兩手合掌不變，盡最大勁指向後方（雙掌穿過兩腿間）（自然呼吸）。重複9遍。

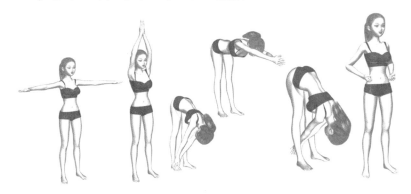

（5）隨後，身體緩慢直立，兩手合掌回移胸前（吸氣配合）。然後，兩手握拳回收腰際，全身放鬆，手臂放下（自然呼氣）。

第五節　靈龜托塔兌(後谿七)壓坎(申脈一)

【預備式】同第一節第一式（不同處：兩腳叉開一大步寬）。

（1）兩手臂同時緩慢向身體兩側抬舉過頭，合掌於頭頂（吸氣配合）。

【注意】意念放在雙後谿及雙申脈穴上。

（2）兩手合掌，緩慢下移至胸前，身體左轉（吸氣配合）；隨後左腿前屈，右腿後蹬繃直，身體下蹲，雙手合掌向上提舉過頭；停3～5秒後，身體右轉，右腿前屈，左腿後蹬繃直，身體隨之下蹲，雙手合掌向上提舉過頭（自然呼吸）。重複9遍。

（3）隨後，兩腳撤回至一肩寬。兩手握拳回收腰

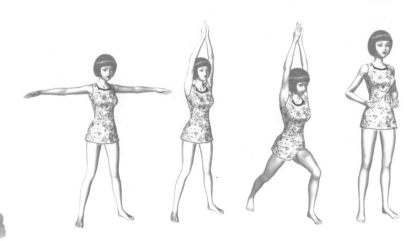

際，全身放鬆，手臂放下（自然呼氣）。

第六節　靈龜擺頭甩尾回頭望

【預備式】同第一節第一式。

（1）兩手臂同時緩慢向身體兩側平舉，掌心朝上（吸氣配合）。

（2）隨著身體左旋，右手扶住並扳頸項，左手掌貼附於腰部腎俞、命門處；左腳趾抓地，腳跟提起；右膝微屈，右全腳掌抓地。頭部隨身軀向左側旋轉，目視後方；停9秒後，翻掌心朝上，隨著身體右旋，左手扶住並扳頸項，右手掌貼附於腰部腎俞、命門處；右腳趾抓地，腳跟提起；左膝微屈，左全腳掌抓地。頭部隨身軀向右側旋轉，目視後方（自然呼吸）。

（3）隨後，兩手臂迴旋平行於肩，掌心朝下。兩手握拳回收腰際，全身放鬆，手臂放下（自然呼氣）。

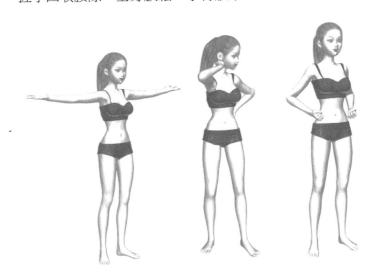

第七節　靈龜先立後俯首

【預備式】同第一節第一式。

（1）兩手臂同時緩慢向身體兩側高舉過頭，兩臂略彎，掌心朝前；雙臂膀向後用勁，貫勁入腰背；同時兩腿蹲馬步式，腳趾抓地，腳跟提起（吸氣配合）。

（2）隨後，全腳掌著地，兩腿及兩臂伸直，隨身體向前下彎腰，兩手掌向前向下移動，然後雙掌立腕搆地，大拇指相對，餘四指朝前，呈90°角，用勁下壓雙掌；同時頭抬起，儘量平視（自然呼吸）。

（3）稍後，身體緩慢直立。停3～5秒後，重複9遍。

（4）隨後，兩手臂迴旋平行於肩，掌心朝下。雙手放鬆回收腰際，全身放鬆，手臂放下（自然呼氣）。

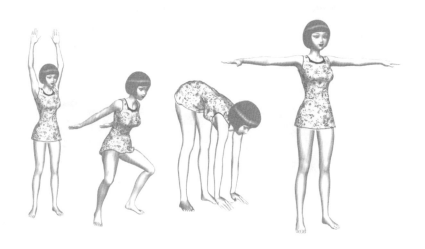

第八節　天地交泰靈龜歸位

【預備式】同第一節第一式。

（1）兩手臂同時緩慢向身體兩側高舉過頭，雙手五指交叉，掌心朝下儘量上提，兩腳併攏並抬腳跟，腳趾抓地（吸氣配合）。

（2）交叉兩掌心緩慢下壓頭頂百會穴，同時，兩腳跟落地（自然呼氣）；停3～5秒後，吸一口氣，上述動作重複9遍。

（3）兩手掌從百會處，緩慢前移到額前，再移至胸前，再下移至臍腹部（自然呼氣）；然後，雙手掌重疊後按摩臍腹部，順時針從右從上至左至下，以肚臍為中心，推擦99圈。最後，將重疊的手掌貼附神闕及氣海處3～5分鐘（自然呼吸）。

收功，走一走，活動一下全身。

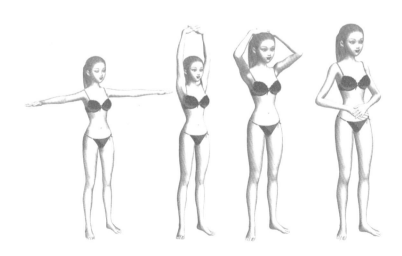

二、雙手十指插砂（或米）法

準備一盆乾淨細砂或米類，黃豆亦可。

練指前，先活動周身關節，尤其腕、手指關節，約10分鐘。取馬步蹲襠式，先把手掌背、掌心在砂或米上拍打300～500下；然後，把手掌十指插入砂或米盆中，反覆500～5000下。每天堅持1～2次，早晚練習。日久後，指力自然增強。

三、雙手十指推牆法

練指前，先活動周身關節，尤其腕、手指關節，約10分鐘。把雙手十指著力於牆壁上，兩腳後移，身體成斜站式，重心移到雙手十指上，反覆推按50～200下。每天堅持1～2次，早晚練習。日久後，指力自然增強；指力增強後，可雙手十指著地，做俯臥撐，這樣久練後，指力增強更快。

圍棋輕鬆學

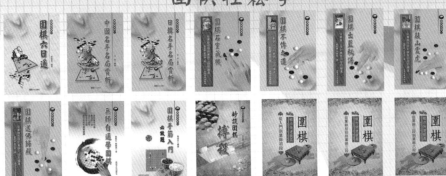

象棋輕鬆學

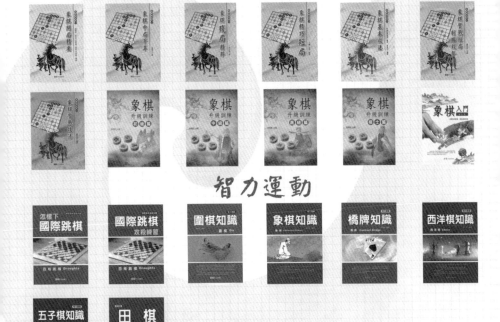

智力運動

怎樣下 國際跳棋
國際跳棋 攻殺練習
圍棋知識
象棋知識
橋牌知識
西洋棋知識

五子棋知識
田 棋

棋藝學堂

兒少圍棋 啟蒙篇

兒少圍棋 提高篇

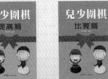

兒少圍棋 比賽篇

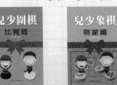

兒少象棋 啟蒙篇

兒少象棋 提高篇

兒少象棋 比賽篇

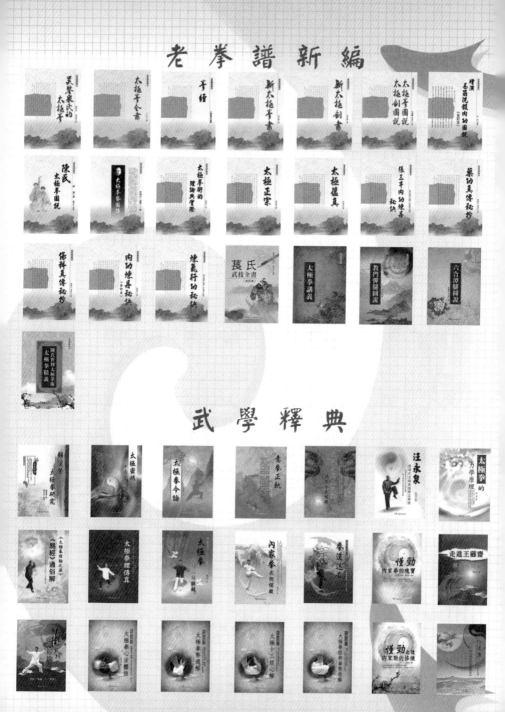

歡迎至本公司購買書籍

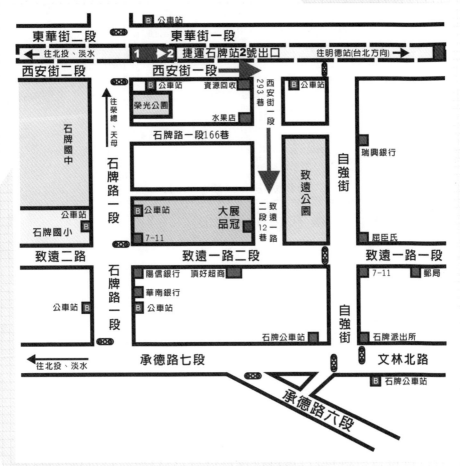

建議路線
1.搭乘捷運‧公車
　　淡水線石牌站下車，由石牌捷運站２號出口出站(出站後靠右邊)，沿著捷運高架往台北方向走(往明德站方向)，其街名為西安街，約走100公尺(勿超過紅綠燈)，由西安一段293巷進來(巷口有一公車站牌，站名為自強街口)，本公司位於致遠公園對面。搭公車者請於石牌站(石牌派出所)下車，走進自強街，遇致遠路口左轉，右手邊第一條巷子即為本社位置。

2.自行開車或騎車
　　由承德路接石牌路，看到陽信銀行右轉，此條即為致遠一路二段，在遇到自強街(紅綠燈)前的巷子(致遠公園)左轉，即可看到本公司招牌。

國家圖書館出版品預行編目資料

承門中醫推拿寶典／王占偉　主編
　　——初版，——臺北市，品冠文化，2019〔民108.07〕
　　面；21公分 ——（休閒保健叢書；46）
　　ISBN 978－986－97510－8－7（平裝附影音光碟）

1.推拿　2.經絡
413.92　　　　　　　　　　　　　　　　　108007181

承門中醫推拿寶典 附VCD

主　　編／王占偉
責任編輯／壽亞荷
發 行 人／蔡孟甫
出 版 者／品冠文化出版社
社　　址／台北市北投區（石牌）致遠一路2段12巷1號
電　　話／（02）28233123・28236031・28236033
傳　　眞／（02）28272069
郵政劃撥／19346241
網　　址／www.dah-jaan.com.tw
E－mail／service@dah-jaan.com.tw
承 印 者／傳興印刷有限公司
裝　　訂／眾友企業公司
排 版 者／弘益電腦排版有限公司
授 權 者／遼寧科學技術出版社
初版1刷／2019年（民108年）7月

定　價／380元

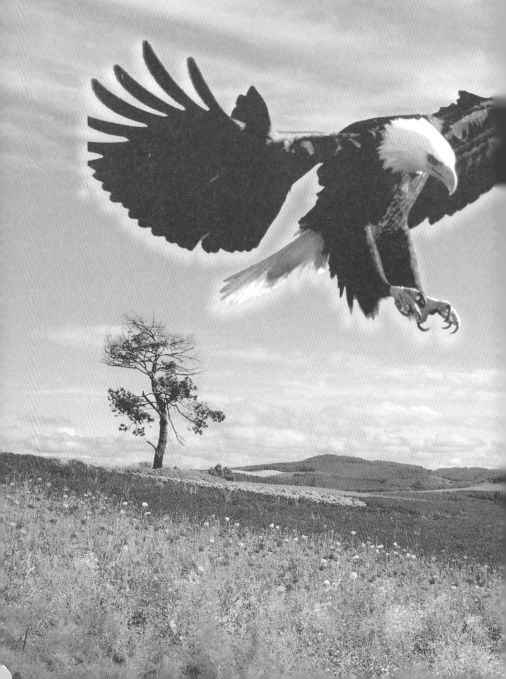

大展好書　好書大展
品嘗好書　冠群可期